U0736663

经方临证传承集

主编 ◎ 薄化君　张冰倩

全国百佳图书出版单位
中国中医药出版社
· 北 京 ·

图书在版编目（CIP）数据

经方临证传承集 / 薄化君 , 张冰倩主编 . -- 北京：
中国中医药出版社 , 2025. 5.
ISBN 978 - 7 - 5132 - 9443 - 0

Ⅰ . R249.7

中国国家版本馆 CIP 数据核字第 202523V6A8 号

中国中医药出版社出版

北京经济技术开发区科创十三街 31 号院二区 8 号楼
邮政编码　100176
传真　010-64405721
河北新华第二印刷有限责任公司印刷
各地新华书店经销　·

开本 880×1230　1/32　印张 4.75　字数 96 千字
2025 年 5 月第 1 版　2025 年 5 月第 1 次印刷
书号　ISBN 978 - 7 - 5132 - 9443 - 0

定价　28.00 元
网址　www.cptcm.com

服 务 热 线　010-64405510
购 书 热 线　010-89535836
维 权 打 假　010-64405753

微信服务号　zgzyycbs
微商城网址　https://kdt.im/LIdUGr
官 方 微 博　http://e.weibo.com/cptcm
天猫旗舰店网址　https://zgzyycbs.tmall.com

如有印装质量问题请与本社出版部联系（010-64405510）

经方临证传承集

主　　编　薄化君　张冰倩

顾　　问　肖相如

编　　委　杨云松　刘　坚　汪天娟　曹彦俊

　　　　　张璟婷　陈柯村　罗智源　徐丹丘

　　　　　陈文辉　俞　莹　丁韵蓉　刘丁菲

基金资助　虹口区"国医强优"三年行动计划"名中医专家肖相如学术经验传承研究工作室"HKGYQYXM-2022-27

序

中医经典，乃古之圣贤，察天地之变化，悟人体之奥秘，所遗之瑰宝也。诸如《黄帝内经》《伤寒杂病论》等经典之作，历经千载沧桑，流传至今，仍被尊为中医临床实践的圭臬。余研读经典，深感其理法方药丝丝入扣，严谨而实用，为中医精髓之所在。对经典的理解程度，往往影响临床思维的敏锐度与治疗效果的优劣。学习中医经典，实乃承继先贤之睿识，亦乃引导现代医学实践之要途。在这一过程中，重视中医经典的研习，诚为中医药名家成才共循之道也。

医者，意也，须以望闻问切四诊合参，审证求因，方能立方遣药，药到病除。整体观念和辨证论治是中医学的基石与要义。《伤寒论》确立了辨证论治的大纲，然通读《伤寒论》，乃知其中所载条文，大抵论及方证之相配，而非纯乎辨证论治之道。故《伤寒论》之要，在于方证，而方证之妙，则在于"特异性方证"。"特异性方证"指某些方剂与特定的症状、体征及病理机制相契合，有特异之联系，临床应用可达药到病除（方至证消）之效，具有高效、快捷、精准的特征。余临床数十载，深知辨证论治之不易，然亦深悟，若能精准辨证，则疗效可期。纵是辨证施治之道严谨无缺，面对同一证候，诸医之方，或有异同。盖因医者之能，各有千秋，于辨证施治之际，操作或有差异，此差异则关乎疗效之成败。而"特异性方证"为方、证相系，大多数医者用此法施治，其效无甚差异，可确保疗效。此非贬低辨证论治之意，反之，于"特异性方证"鲜少之时，辨证论治水平的高低，实为疗效所系之主因。在精通"特异性方证"的基础上提升辨证论治的能力，是增进疗效的关键路径，切勿顾此失彼。

余从事肾病临床治疗与研究多年，得导师时振声教授指点，于中医之道，渐有所悟，深感治疗肾病，非仅限于局部，而应从整体观之，故提出"慢性肾功能衰竭整体功能代偿疗法"，此疗法融合了中医的整体观念、藏象学说、治未病理论，以及西医的代偿理论，旨在通过调整人体阴阳平衡，显著提高慢性肾衰的疗效，学术界对此亦给予高度评价与支持。此疗法在广西、河北等地得到广泛应用，治疗患者数以万计，改变了世人对慢性肾功能衰竭不可逆转的固有观念。余在临床实践中，亦不断探索，提炼、总结出"通茎振痿""益肾抗疲劳""升降互调""化毒"等诸多疗法。人体是一个有机的整体，脏腑之间相互关联、相互影响。一法通则万法通，因此，这些疗法与经验不仅对肾病及其相关疾病疗效显著，在诸如疲劳综合征、失眠、月经失调、抑郁症、过敏性鼻炎等内科杂症的治疗上也能获得不错的疗效。同济大学附属上海市第四人民医院针灸推拿科依托虹口区"国医强优"三年行动计划项目支持，于 2022 年建立"名中医专家肖相如学术经验传承研究工作室"。此工作室以理论与技术的传承创新为核心，深入研究肾系疾病诊疗的学术经验。工作室成员在深入研习相关理论后，将其应用于肾系疾病的临床医疗实践中，获得了沪上肾病患者的广泛赞誉，由此拓展科研思路，努力实现中医药成果转化，并达成人才培养的目标。工作室的成立，不仅为学术研究提供了坚实的平台，更为传统医学的传承与发展注入了新的活力。在过去的三年中，工作室广泛开展各类学术讲座及研讨会，吾辈学术经验得以广传于医林诸贤之间，虽属一家之言，然亦不乏真知灼见，对现代中医之发展，或有裨益。同时，工作室成员们随师研习，积极地搜集并整理了丰富的临床经验和临证心得，最终将这些宝贵的知识以医案的形式集结出版。在此过程中，青年医师之技艺，犹如春蚕吐丝，日见其长；其临床之能力，亦如磨砺之剑，愈见其锋。青年中医是中医药文化传承的中坚力量，肩负着继承并弘扬这一宝贵文化的重任与使命，应当共同努力，以创新思维拓新局，以薪火相传续华章，让千年岐黄之术在当代绽放出济世惠民的新光彩。

北京中医药大学教授

肖相如

2025 年 2 月

前　言

肖相如教授出身于中医世家，自幼便在父亲肖立渭（湖北省仙桃市中医院名誉院长）的指导下学习医术。他酷爱经典，坚持临床，广拜名师。1984年考入湖北中医学院（现湖北中医药大学），师从李培生、梅国强教授，专攻伤寒专业。1987年他继续深造，考入中国中医研究院（现中国中医科学院），跟随我国中医肾病学科创始人时振声教授攻读肾病专业博士学位，并成为该院首位肾病学博士。他不仅是全国重点肾病专科学术的领军人物，还是中华中医药学会肾病分会的常委，并荣获"白求恩式好医生"称号。

1989年，在导师时振声教授的指导下，肖相如教授正式提出"慢性肾功能衰竭整体功能代偿疗法"。经过十余年的深入研究，这一疗法已经发展成为一个完善的体系，相关课题获得了教育部颁发的科技成果证书，还在广西、河北等地得到推广应用，成功治疗了数万名患者，取得了显著的疗效。1997年起，肖教授以这一疗法为基础，对河北省沙河市中医院进行扶持，帮助该院建设肾病专科。在他的帮助下，该院的肾病专科从无到有，逐步发展成规模，吸引了来自全国各地的患者，并取得了良好的社会经济效益，沙河市中医院的肾病专科因此被国家中医药管理局评定为全国重点肾病专科。中宣部、国家卫生健康委和国家中医药管理局对肖教授的工作给予了充分的肯定和支持。

本书精选了肖相如教授在治疗临床常见疾病方面的 41 个经典案例，深入阐述了肖教授的学术理念、诊断与治疗的独到经验及其用药的独有风格。本书既为中医临床医生提供实用诊疗参考，亦可助力院校师生深化经方应用理解，同时为中医爱好者揭示辨证论治精髓。通览全书，可助益拓宽学术视野，培养"特异性方证"思维，提升临床诊疗水平。

本书的编撰，承蒙上海市虹口区卫健委、同济大学附属上海市第四人民医院等单位领导及肖相如教授团队的支持与指导，谨此表示诚挚的谢意。幸得诸位慷慨相助，本书才能顺利完成。本书的编写虽历时三载，但我们深知任何作品都难以做到尽善尽美，特别是在医学这一不断进步和发展的领域。因此，我们恳请广大读者，在阅读本书时发现任何不足或错误，都不吝赐教。期待在未来的修订工作中，本书不断臻于完善。

肖相如学术传承工作室

2025 年 2 月

目　录

卷上　总论

一、经典与经方是中医的立身之本

中医的核心理论、独特的思维方式及其深邃的精华部分都蕴含于古典医学文献之中。中医经典文献，如《黄帝内经》《神农本草经》《伤寒杂病论》《温病条辨》等，承载着先贤数千年的智慧和经验，是中医理论和实践的基石，也是中医药文化传承的重要载体。对于有志于学习中医、传承中医、发展中医的人来说，深厚的古文化修养及扎实的古汉语基础是不可或缺的。中医经典是中医的根基，对经典的深入学习和理解是提高中医临床水平的关键。

《黄帝内经》是中医理论体系的奠基之作，它不仅阐述了人体的生理、病理及疾病的诊断、治疗等基本理论，还论及养生、预防等多个方面，为后世的医学发展奠定了坚实的基础。《神农本草经》是现存最早的药物学专著，它系统地总结了东汉以前的药学知识，对药物进行分类，论述其性味、功能、主治等，为中药学的发展提供了重要的理论依据。《伤寒杂病论》分《伤寒论》与《金匮要略》两部分，是一部集诊断、治疗、方剂于一体的临床医学著作，详细记录了多种疾病的症状、治疗方法和药物配方，为中医临床确立了辨证论治的基本原则，记载了百余首经典名方与诸多丰富的剂型用法，对后世的临床医学产生了深远的影响。《温病条辨》则是一部专门论述温病的医学著作，它对温病的病因、病机、诊断和治疗进行了深入的探讨，对后世温病学派的形成和发展起到了关键作用。

这些古典医学文献不仅包含了丰富的医学知识，还体现了中医学独特的哲学思想和文化内涵。历代医家经过不断研究和实践，逐渐形成了中医学独特的理论体系和诊疗方法，对中华民族的健康事业作出了不可磨灭的贡献。因此，深入研究和传承这些经典与经方，对于提升中医临床技能，继承和发展中医药文化，推动中医药现代化和国际化，具有重要的现实意义和深远的历史价值。

培养出更多优秀的中医人才，是中医传承的关键。数千年来，中医便是如此薪火相传而绵延不绝。但中医的培养和传承之路上存在着许多不容忽视的问题。张仲景在《伤寒杂病论》的序中说："上古有神农、黄帝、岐伯、伯高、雷公、少俞、少师、仲文，中世有长桑、扁鹊，汉有公乘阳庆及仓公。下此以往，未之闻也。"自仲景所处之汉代一直到现代，纵观各个时期，中医大家其实并不多见，而历代名医的后人和弟子成名的亦是极少。名医难成，且即使是名医，也很难把自己的后人和弟子教成名医，中医的传承和医者的成才自古都是十分困难的。

　　中医传承困难的原因首先是内在的问题，即理论不规范，没有共识，没有学术共同体，没有自我纠错的能力，基本概念没有规范，多余的概念不能清除，错误的概念不能纠正，所以中医的理论不是越传越规范，越传越准确，而是越传越混乱，越传越模糊，容易导致知识的断层和流失。比如《伤寒杂病论》本是一书，张仲景在撰写时应是抱有规范中医的理念的，用语准确精练，但传承至今，已是众说纷纭，五花八门，医家各持己见，争论不休，为后人的学习徒增许多困扰。中医传承困难的外部原因是环境的变化，即外部环境越来越不适合中医的生存发展。中医基础理论体系的形成，以《黄帝内经》为标志，其成书在战国时期；中医临床治疗体系的形成，以《伤寒杂病论》为标志，其成书在东汉末年。但近代中国经过战火的纷乱与时代的动荡，尤其是新文化运动的洗礼，西方文化强势融入，社会发展至今，社会环境已大幅改变，现在的语言、文字、文学、艺术、科学、技术、世界观、方法论等，已与中医发生发展的时期大为不同。时代的进程无可更改，社会的发展势不可当，但中医的传承并非建造空中之阁楼，树无根不长，鱼失水则死，中医的传承与发展必须以中华文化为根基。现今，正在做中医的人，正在教中医的人，正在学中医的人，正在想学中医的人，绝大部分人从小接受的都是现代化教育，大多不懂音韵、训诂、古汉语语法，不认识繁体汉字，读不懂文言文，不知道古代的天文、地理、历法、术数等，不具备学中医所需要的知识结构，又如何能真正学会中医呢？

因此，在中医的传承上，不仅要传授给学生专业知识，还要注重培养学生的中医综合能力和独立思考能力，养成好读书、能临证、善思考的习惯和能力，为年轻中医的成长打下坚实的基础。学中医首先需要静下心来，要有面壁十年、寒窗苦读的决心和毅力，特别是在如此浮躁的社会环境之下，非有钢铁般的意志，则不可有成。再者，学中医需要有悲天悯人的大医情怀，还需要有发自内心的热爱，不计较名利得失，方能无怨无悔，学会中医，学好中医，为中医的学术进步，为中医的传承作出力所能及的贡献。

在现在这种文化背景下，要想学好中医，应该先从研习中医经典著作入手，在学习经典的过程中，补充古代汉语知识，提高学习经典的能力，只有具备了学习经典的动力和能力，才可能真正进入中医之门。中医的核心知识体系包括《黄帝内经》、《伤寒论》、《金匮要略》、温病学、中医基础理论、中医诊断学、中药学、方剂学、针灸学等。不掌握这些知识体系，则不可能成为真正的中医。中医的根基在于中华传统文化，但中医是医学，不是文化，脏腑、经络、气血津液、精、神、病因、病机、预防、摄生、方剂、中药、穴位等才是中医的核心知识；阴阳、五行、气化、八卦等是中医借用的说理工具；易、道、儒、释等属于中国传统文化，精通这些传统文化对学习中医有很大的帮助，但并不属于中医的内涵，不能将其混淆。

总之，中医的传承和发展是一项长期而艰巨的任务，需要齐心协力，在正确的道路上不断探索和创新，才能培养出更多优秀的中医人才，让中医这一古老的医学瑰宝焕发出新的生机与活力。

二、特异性方证是中医的"特效药"

特异性方证是在中医诊疗体系中的一个重要概念，特定的药方与一组特定的症状、体征以及病理机制之间存在着一种高度匹配的关系，即特异性的关联，应用此方治疗此证能够达到药到病除的特效，具有高效、快捷、精准的特征。"特异性方证"源于《伤寒论》的方证体系。《伤寒论》的核心在于方证，主要探讨方与证之间的适用关系，根据适用关系的不同而加以不同的表述，有的是"主之"，有的是"宜"，有的是"可与"，有的是"不可与"。比如桂枝汤，对不同的证有不同的关系，对12、13条的证就是"主之"，对44、45、53、54条等的证就是"宜"，对15、24、25条的证就是"与或可与"，对16、17、19条的证是"不可与"。桂枝汤和不同证的关系很明确，对特定的证，用桂枝汤就可以获得方到证除的肯定疗效；对不适合的证用桂枝汤就不会有效，甚至会有副作用。在这些方证之中，"主之"的方证之间关联程度最高，往往能实现药到病除的显著效果，属于"特异性方证"。在临床实践中，医者通过详细询问病史、观察症状体征、结合舌象脉象等进行综合辨证，以确定是否符合特定的方证。例如，对于出现恶寒发热、无汗、身痛、脉浮紧等症状的患者，可判断为麻黄汤证，从而选用麻黄汤进行治疗。又如，小柴胡汤证的特异性表现为往来寒热、胸胁苦满、默默不欲饮食、心烦喜呕等症状，多以薄白苔及弦脉为典型，其病机为邪犯少阳，枢机不利。当患者出现这些典型症状时，使用小柴胡汤进行治疗，往往能收到较好的效果。因此，不论是外感病、消化系统疾病还是妇科疾病，症见上述小柴胡汤证的表现时，符合小柴胡汤证的病机特点，均可应用小柴胡汤进行治疗，无往不利。

"特异性方证"就像是中医的"特效药"。这种关系具有极强的针对性和特异性，意味着一旦患者表现出与该方证相吻合的临床症状，使用相应的药方进行治疗通常能够获得显著的疗效。特异性方证是中医的标准化体系，具有确定性和可重复性，应用可以提高临床疗效。因为方剂是针对特定的病机和症状而设，当方证对应准确时，药物能直接作用于病变部位，起到事半功倍的效果。比如，对于脾胃虚寒所致的胃痛、呕吐、泄泻等症状，使用理中丸往往能迅速缓解病情。在临床实践中，医生还可以根据特异性方证的原理，对经典方剂进行适当的加减变化，以适应不同的病情。例如，在小柴胡汤证的基础上，如果患者伴有口渴、咽干等症状，可以加用天花粉以生津止渴。不过，临证往往复杂多变，并非所有疾病都能找到特效方，在无合适方剂可用时，需观察其脉象和症状，了解病情的顺逆变化，根据实际情况进行治疗。中医医生应该在理解《伤寒杂病论》的基础上，结合自己的临床实践，不断摸索、拓展"特异性方证"。对尚无"特异性方证"可用的则用"辨证论治"，努力提高"辨证论治"的水平。

特异性方证在中医临床中具有重要的指导意义，这种诊疗模式不仅展现了中医治疗的个性化和精准性，而且也凸显了中医药在临床应用中的高效性和准确性。因此，对特异性方证的研究和实践对于提升中医药治疗效果具有重要的价值。

三、崇古推新，肾病治疗的创新理论

作为中国中医研究院首位肾病学博士，肖相如教授在肾病领域深耕多年，积累了丰富的经验和专业知识，并经过长期研究与实践，形成了完整的理论体系。1989年，肖相如在导师时振声教授的指导下正式提出了"慢性肾功能衰竭整体功能代偿疗法"，这一疗法在治疗慢性肾功能衰竭方面显示出显著效果，得到了学术界的广泛认可，并在广西、河北等地得到推广应用，成功治疗患者数万人，可显著提高疗效，降低治疗费用，改变了慢性肾功能衰竭不可逆转的固有观念。

"慢性肾功能衰竭整体功能代偿疗法"以中医的整体观念、藏象学说、治未病理论和西医的代偿理论为基础。中医普遍认为慢性肾衰竭的病机为"本虚标实"，然而这一概念并不能完全涵盖慢性肾衰竭的所有特征。实际上，慢性肾衰竭具有一种独特的规律性基本病机，即"气化功能逐渐减退乃至丧失"，这一描述基本上能够准确反映慢性肾衰竭的核心问题。中医认为人体是一个以五脏为核心的有机整体，各脏腑功能相互关联、相互协调，共同参与人体的生理功能。慢性肾功能衰竭所影响的生理功能主要是人体的气化功能，即水液代谢和分清泌浊的功能。在水液代谢方面，肾主水，蒸腾气化水液；肺主宣发肃降、通调水道，为水之上源；脾主运化、升清，主统摄；肝主疏泄，调畅气机以助水液代谢；心主血脉以助水液运行。气化功能的正常运作不仅系于肾脏，更是涉及全身的脏腑系统。慢性肾功能衰竭就是人体的气化功能逐渐减退乃至衰竭的过程。结合西医的代偿理论，当生物体受到伤害或病损时，其受损部分的功能可由健存部分代偿，使生命活动得以继续，病损部分得以修复。比如动物切除一侧肾脏后，对侧肾脏会增大以代偿两肾的正常排泄功能。因此，在慢性肾功能衰竭的病理状态下，不仅肾脏会努力代偿衰弱的气化功能，其他所有脏腑同样会参与到这一代偿过程中。基于此，结合中医整体观念、藏象学说与西医代偿理论，深入探究慢性肾功能衰竭时各脏腑参与代偿的具体规律，并制定出增强各脏腑代偿能力的有效策略与措施，即为"整体功能代偿疗法"。慢性肾功能衰竭的关键是肾脏结构破坏、功能丧失，但以往对慢性肾衰的研究治疗过分集中在肾脏本身，忽略了整体及整体的功能代偿。而整体功能代偿疗法的核心就是将慢性肾功能衰竭时肾脏自身的功能代偿扩展至脏腑间整体的功能代偿，即慢性肾衰的治疗不能仅仅治肾。该疗法突破了被动的辨证分型治疗的思维定势，根据慢性肾衰的发展变化规律及其与全身各脏腑的关系，以更加积极的态度调治相关的脏腑，增强各脏腑自身的功能和对肾功能的代偿能力。

在多年临床实践中，肖相如教授还总结、提炼出"通茎振痿""益肾抗疲劳""升降互调""化毒"等诸多疗法。化毒疗法主要针对慢性肾衰竭患者代谢废物积聚的问题。中医将代谢废物的潴留称为"浊毒"，并主要通过"排毒"手段进行治疗，通常采用以大黄为主的泻下疗法。然而，长期过度依赖泻下疗法不仅不能提升疗效，反而导致患者体质进一步虚弱，不利于病情的改善。化毒疗法与排毒、祛毒等有所区别，其核心在于转化湿浊毒邪，改变性质，消除毒性，促进代谢物质好转。以大黄为例，现代研究表明，用大黄治疗肾病时，至少存在两种作用机制：一是促进代谢废物的排泄，即"泻下祛毒"的作用；二是促进代谢废物的分解转化，即"化毒"作用。而在临床实践中，对一些并无可下之症的慢性肾病患者亦可使用大黄，且用了以后并不一定出现泻下反应，但仍可收效。基于此发展出的化毒疗法，以运化湿浊毒邪为主，选用法半夏、淡竹茹、荷叶、茵陈、厚朴花、扁豆花等化浊药物，临床收效显著，部分已经接受透析治疗的患者经过治疗后，可不继续依赖透析。

对肾病的准确辨证是治疗的关键。肾精为本、五脏相关、气血充盈、阴阳平衡是治疗肾病的基础。肾为先天之本，脏腑之根，许多疾病的发生发展都与肾脏的功能失调密切相关。人体是一个有机的整体，脏腑之间相互关联、相互影响。一法通则万法通，因而这些治法与经验不仅对肾病及相关疾病疗效显著，在诸如疲劳综合征、失眠、月经失调、抑郁症、过敏性鼻炎等内科杂症的治疗上也获得了满意效果。

卷下 经典医案各论

一、感冒

感冒是以鼻塞、流涕、打喷嚏、头痛、恶寒、发热、全身不适为主症的病证，是最常见的外感病之一。四季皆可发病，以冬春季节多见。可见于西医学中的普通感冒、急性上呼吸道感染等。感冒的病机是外邪侵袭肺卫，致卫表不和，肺失宣肃。外邪侵袭人体，或从口鼻而入，或从皮毛而入。肺为脏腑之华盖，其位最高，开窍于鼻，职司呼吸，外合皮毛，其为娇脏，不耐邪侵，故外邪从口鼻、皮毛入侵，肺卫首当其冲。肺卫功能失调，导致卫表不和，肺失宣肃，尤以卫表不和为主要方面。卫表不和，故见恶寒、发热、头痛、身痛、全身不适等表卫症状；肺失宣肃，故见鼻塞、流涕、打喷嚏、喉痒、咽痛等不适。外感淫邪不同，证候表现亦有所区别，临床以寒、热和暑湿兼夹之证较为多见，但在发病过程中可见寒与热的转化或错杂。而病久反复，正气受损，或年老体弱，正气不足，卫外不固，亦容易受邪而致疾病反复发作。体质的差异也可导致感受外邪的差异，如气虚者多易感受风寒，痰湿内盛者多易感暑湿。

临床案例

王某，女，23 岁。2023 年 7 月 18 日初诊。

主诉：发热流涕 2 天。

现病史：患者两天前因吹空调受寒后出现恶寒发热、头痛，第二日出现流涕，打喷嚏，咳嗽无痰，稍动则喘，颈项僵痛，无汗出，纳可，夜寐欠佳，二便可。自行服用感冒药"克感敏"无明显改善。

查体：体温 39℃，血压 130/80mmHg，心率 99 次 / 分。舌质红，苔薄白，脉浮。

西医诊断：感冒。

中医诊断：感冒。寒邪束表，卫阳被遏证。

治疗原则：解表散寒。

选方：麻黄汤加减。

麻黄 15g，桂枝 10g，炙甘草 6g，生白芍 10g，杏仁 10g，生姜 5g，川芎 10g，葛根 15g。

方解：本方证为外感寒邪，肺气失宣所致。方中麻黄苦辛性温，归肺与膀胱经，善开腠发汗，祛在表之寒；又能宣肺平喘，开闭郁之肺气，故本方用以为君药。由于本方证属卫郁营滞，单用麻黄发汗，只能解卫气之闭郁，所以又用透营达卫的桂枝为臣药，解肌发表，温通经脉，既助麻黄解表，使发汗之力倍增；又畅行营阴，使疼痛之症得解。与生姜同用，加强辛温发汗之力。杏仁降利肺气，与麻黄相伍，一宣一降，以恢复肺气之宣降，加强宣肺平喘之功，为佐药。川芎辛温升散，主入少阳，上行头目，行气活血畅经络；葛根既有生津，又有升散，可解颈项僵痛；白芍敛阴和营，均为佐药。炙甘草既能调和麻、杏之宣降，又能缓和麻、桂相合之峻烈，使汗出不致过猛而耗伤正气，是使药而兼佐药之用。诸药配伍，表寒得散，营卫得通，肺气得宣，则诸症可愈。

治疗经过：一剂汗出，症状改善，但患者诉夜寐困难加重，予减去生姜，减麻黄用量为10g，再服两剂，诸症缓解。

按语：麻黄汤出自《伤寒论》："太阳病，头痛，发热，身疼腰痛，骨节疼痛，恶风无汗而喘者，麻黄汤主之。"该方是治疗太阳伤寒证的主方。肖教授强调临床运用麻黄汤的指征：恶寒，发热，无汗，咳喘，周身疼痛，脉浮紧。因寒邪束表，其性收引，腠理闭固，故无汗出；寒邪袭表，卫气奋起抗邪，正邪斗争，则发热；因无汗出，热不得外越，阳气郁遏越甚，发热越重，往往呈现高热，体温可达39～40℃。面对外感寒邪初期的高热，绝大多数人会用寒药，其理由是，对发热而言，即使误治，用寒药也比用热药的后果轻。因此，外感寒邪初期滥用寒药的现象已蔚然成风，鲜有人意识到其谬误。但是，麻黄汤证若不及时采用麻黄汤治疗，可能演变为大青龙汤证；而大青龙汤证若不使用大青龙汤进行治疗，则有可能进一步发展为麻杏石甘汤证。麻黄汤证通常表现为感冒症状，而麻杏石甘汤证则对应肺炎，其后果相当严重。因此，对于外感寒邪初期，无论发热

高低，只要与恶寒无汗、头身疼痛、舌质淡、苔薄白、脉浮
紧并见，就要及时用麻黄汤，多可一汗而解。

二、咳嗽

咳嗽是以发出咳声或伴有咳痰为主症的一种肺系病证。
它既是肺系疾病中的一个症状，又是独立的一种疾患。有声
无痰为咳，有痰无声为嗽，临床上多表现为痰声并见，难以
截然分开，故以咳嗽并称。可见于现代医学中的急性气管-
支气管炎、慢性支气管炎、咳嗽变异性哮喘等以咳嗽为主要
症状的疾病。咳嗽的主要病机为邪犯于肺，肺失宣肃，肺气
上逆作咳，按病因分外感咳嗽和内伤咳嗽两大类。外感咳
嗽为六淫外邪侵袭肺系；内伤咳嗽为脏腑功能失调，内邪干
肺。不论邪从外而入，或自内而发，均可引起肺失宣肃，肺
气上逆而致咳嗽。

临床案例

朱某，女，36 岁。2023 年 12 月 20 日初诊。

主诉：反复咳嗽咳痰半年。

现病史：患者半年前新冠感染后出现咳嗽咳痰，经治疗
后稍有好转，但仍反复发作，夜晚咳嗽加重，稍有咳痰，伴
气喘，查胸部 CT 未见明显异常，外院排除哮喘病。目前服
用"阿斯美"，服药期间症状有所改善，停药后又见反复。
现症见：咳嗽咯痰，痰少色清，稍有气喘，胁肋胀痛，口中

黏腻，脘闷嗳气，小便多，大便黏腻，夜寐欠安。

查体：血压 120/70mmHg，心率 72 次 / 分。脉细，舌淡胖，苔白腻。

西医诊断：慢性支气管炎。

中医诊断：咳嗽（久咳）。正气亏虚，痰湿阻滞证。

治疗原则：化痰止咳补气。

选方：止嗽散加减。

陈皮 9g，半夏 6g，荆芥 6g，茯苓 15g，白术 15g，百部 12g，紫菀 9g，白前 9g，桔梗 9g，杏仁 9g，黄芪 30g，甘草 3g，柴胡 6g。

14 剂，水煎服，每日 1 剂，早晚分服。

方解：止嗽散在中医学应用已久，是治疗经久不愈咳嗽的常用方剂。方中紫菀、百部均入肺经，其性温润，能润肺化痰止嗽，为君药。白前、杏仁可降气化痰，桔梗善于宣肺化痰，相互协同，一宣一降，以复肺气之宣降，增强君药止咳化痰之力，共为臣药。陈皮、半夏燥湿化痰；荆芥疏风解表；黄芪补脾气，茯苓健脾利湿，两药取培土生金之势，治久咳正气亏虚。柴胡疏肝理气，止胁肋胀痛。诸药合用，共奏化痰止咳补气之功。

按语：该患者咳嗽已半年，属于久咳，久咳则耗散人体的正气，故脉细。耗气亦可导致机体水液不归正化，生成痰饮。张景岳有云："肺苦于燥，肺燥则痒，痒则咳不能已矣。"根据舌象可知，该患者久咳不愈并非阴虚所致，而是因水液不归正化导致的"肺燥"，故不可滋阴，以免加重痰饮。止嗽散"治诸般咳嗽"，使肺的宣降功能恢复正常，则水液归于正化，痰饮自消，咳嗽自止。

止嗽散可治疗"诸般咳嗽"，并不是说在临床上不加变化而一味固守原方。《医学心悟》中即有止嗽散加减运用的记载，如肺寒咳嗽者，宜用止嗽散加荆芥、防风、紫苏子；外感咳嗽者，用止嗽散加荆芥、防风、苏梗；暑热咳嗽者，用止嗽散加黄连、黄芩、花粉；痰湿咳嗽者，用止嗽散加半夏、茯苓、桑白皮、生姜、大枣；燥热咳嗽者，用止嗽散加瓜蒌、贝母、知母、柏子仁；久咳耗伤正气者，用止嗽散合五味异功散；气郁化火者，用止嗽散加香附、贝母、柴胡、栀子；肾阴虚者，用止嗽散去荆芥加知母、贝母并佐以葳蕤胡桃汤；食积化火，逆而犯肺者，用止嗽散加连翘、山楂、麦芽、莱菔子。后世医家在临床中运用止嗽散时也多根据病证的轻重不同、兼夹证不同而作适当的加减。《笔花医镜》中用止嗽散加减治疗肝咳、肺咳、膀胱咳、小肠咳。肝咳加柴胡、枳壳、赤芍，小肠咳加芍药。《玉机微义》中记载治疗风寒痰饮咳嗽者用人参杏子汤合止嗽散。《血证论》中论治咳血也可用止嗽散，但止嗽散单用只可用于轻症咳血，较为严重的咳血还是需要配合加减治疗的。

三、哮病

哮病是以喉中哮鸣有声，呼吸困难，甚则喘息不能平卧为主症的反复发作性肺系疾病。该病是一种慢性呼吸系统疾病，可见于现代医学中的支气管哮喘，另外喘息性支气管炎、嗜酸粒细胞增多症（或其他急性肺部过敏性疾患）引起的哮喘也可参考本病诊治。哮病的基本病机为痰阻气道，肺失宣降。病理因素主要为伏于肺部之痰。由于脏腑功能失调，肺不能布散津液，脾不能运化精微，肾不能蒸化水液，以致津液凝聚成痰，伏藏于肺，成为发病的"夙根"，即"伏痰"。每因外感、饮食、情志、劳倦等诱因引动伏痰，致痰阻气道，肺气上逆，气道挛急，则发为哮病。

临床案例

郑某，男，10 岁。2023 年 3 月 18 日初诊。

主诉：反复喘息、胸闷、咳嗽发作 2 年，加重 3 天。

现病史：患者 2 年前感冒后出现喘息、胸闷、气短、咳嗽等症状，在外院诊断为"支气管哮喘"，给予沙美特罗 / 丙酸氟替卡松治疗后好转，后患者间断吸入沙美特罗 / 丙酸氟替卡松治疗，病情时轻时重。3 天前受凉后症状加重，吸入沙美特罗 / 丙酸氟替卡松后效果欠佳。现症见：喘息、咳嗽，咳大量白痰，遇冷加剧，胸闷，饮食可，二便调。追问病史，知患儿夏季喜食冷饮。

查体：双肺可闻及弥散性哮鸣音，双下肢稍有水肿。舌淡，苔白滑，舌边有齿痕，脉浮紧。

西医诊断：支气管哮喘。

中医诊断：哮病。外寒内饮证。

治疗原则：解表蠲饮，止咳平喘。

选方：射干麻黄汤加减。

蜜麻黄 10g，射干 10g，细辛 3g，款冬花 10g，紫菀 10g，姜半夏 10g，五味子 15g，生姜 15g，大枣 10g，干姜 10g，葶苈子 10g，茯苓 10g。

7 剂，水煎服，每日 1 剂，早晚分服。嘱禁食冷饮及寒性食物。

方解：患儿夏季喜食冷饮，加之感受外寒，"形寒饮冷则伤肺"（《难经·四十九难》）。嘱其禁食冷饮及寒性食物以杜绝寒饮之源。用射干麻黄汤以解表蠲饮，止咳平喘。方中麻黄宣肺温肺，化饮散寒，止咳平喘；寒饮结喉，以射干泻肺降逆，祛痰化饮，共为君药。寒饮内盛，以细辛温肺化饮，温宣肺气；肺主宣降，以款冬花宣肺化饮止咳；紫菀泻肺止咳，降逆祛痰，温化寒饮，调畅气机，与款冬花相配，一宣一降，调理肺气；痰饮蕴结，以半夏醒脾燥湿化痰，温肺化饮；用生姜散寒以逐饮，干姜温脾以化饮，一走一守，相得益彰；葶苈子不仅化痰止咳，更能行水消肿，可治痰壅喘咳，共为臣药。肺气上逆，以五味子收敛肺气，使肺气宣降有序，兼防宣发降泄药伤肺气；茯苓以健脾化湿利水，共为佐药。大枣补益中气，生化气血，滋荣肺气，为佐使药。诸药配伍，以奏温肺化饮、下气祛痰之效。

治疗经过：患者服药 14 天后，症状消失，双肺未闻及哮鸣音。去生姜，续服 1 个月。半年后随访，患者已停用沙美特罗/丙酸氟替卡。

按语：东汉时期，张仲景将本病称为"上气"，《金匮要略·肺痿肺痈咳嗽上气病脉证并治》曰："咳而上气，喉中水鸡声，射干麻黄汤主之。"《金匮要略·痰饮咳嗽病脉证并治》指出："膈上病痰，满喘咳吐，发则寒热，背痛腰疼，目泣自出，其人振振身瞤剧，必有伏饮。"从病理上将其归属于痰饮病中的"伏饮"证。隋代巢元方《诸病源候论》称之为"呷嗽"，指出本病病理为"痰气相击，随嗽动息，呼呷有声"，治疗"应加消痰破饮之物"。元代朱丹溪首创哮喘病名，并阐明其病理因素"专主于痰"。

射干麻黄汤作为仲景治疗哮病的重要方剂，在临床运用时要抓主症，以呼吸困难急促或咳嗽为主症，治疗以症为靶，又溯本求源，抓主要矛盾，以寒痰阻肺为基本病机，这是辨治选方的基础。

四、喘证

喘证是以呼吸困难，甚至张口抬肩，鼻翼扇动，不能平卧为特征的病证。喘证的症状轻重不一，轻者仅表现为呼吸困难，不能平卧；重者稍动则喘息不已，甚则张口抬肩，鼻翼扇动；严重者，喘促持续不解，烦躁不安，面青唇紫，肢冷，汗出如珠，脉浮大无根，发为喘脱。可见于现代医学中的肺炎、慢性阻塞性肺疾病、肺源性心脏病、心源性哮喘等。本病常由多种疾患引起，病因复杂，既有外感，又有内伤。外感为六淫外邪侵袭肺系；内伤为痰浊内蕴、情志失调、久病劳欲等，致使肺气上逆，宣降失职，或气无所主，肾失摄纳而成。喘的病理性质有虚实之分。有邪者为实，因邪壅于肺，宣降失司所致；无邪者属虚，因肺不主气，肾失摄纳引起。实喘病久伤正，由肺及肾，或虚喘复感外邪，或夹痰浊，则病情虚实错杂，每多表现为邪气壅阻于上、肾气亏虚于下的上盛下虚证候。

临床案例

宋某，男，69 岁。2023 年 12 月 8 日初诊。

主诉：反复气促、咳嗽 1 年，加重 1 个月。

现病史：患者 1 年前无明显诱因出现气促胸闷、咳嗽伴双下肢水肿入院治疗，确诊为慢性阻塞性肺疾病，经常规治疗后症状改善，出院后长期使用沙丁胺醇吸入剂，目前已戒烟；1 个月前患者受凉后又出现气促胸闷，张口抬肩，咳嗽咳痰，痰色白而黏，口唇及甲床发绀，口咸，饮食尚可，小便少，大便可，夜寐欠安。

查体：血压 130/60mmHg，心率 90 次 / 分。舌苔白厚腻，脉细弱。

西医诊断：慢性阻塞性肺疾病急性发作。

中医诊断：喘证。肺肾阴虚，水泛为痰型。

治疗原则：养阴化痰。

选方：金水六君煎加减。

熟地黄 30g，当归 15g，陈皮 10g，半夏 10g，茯苓 10g，炙甘草 6g，生姜 3 片。

14 剂，水煎服，每日 1 剂，早晚分服。

方解： 方中熟地黄、当归填精补血，乙癸同源，补血即能补肾，滋阴补肾，补益元气，使金水相生，治其本，为方中之补法。"脾为生痰之源，肺为贮痰之器"，配伍二陈汤运脾燥湿化痰、理气和中，消肺中之痰浊，合生姜辛通理肺，和胃化痰，治其标，为方中之消法。两者相合，一补一消，滋阴而不致腻滞，化痰又不碍养阴。

治疗经过： 患者服药 1 个月后，诸症好转。

按语： 金水六君煎出自《景岳全书》，景岳云本方可"治肺肾虚寒，水泛为痰，或年迈阴虚，气血不足，外受风寒，咳嗽呕恶，多痰喘急等证"。张景岳于他处论及金水六君煎时，亦有以下言论："阴气不足，多痰兼燥而咳者，金水六君煎"；"凡属阴虚少血，或脾肺虚寒之辈，则最易感邪。但察其脉体稍弱，胸膈无滞，或肾气不足，水泛为痰，或心嘈呕恶，饥不欲食，或年及中衰，血气渐弱，而咳嗽不能愈者，悉宜金水六君煎加减主之"；"若虚在阴分，水泛为痰而呕吐者，宜金水六君煎"。肾阳虚与肾阴虚均可致"水泛为痰"。肾阳虚弱，命门火衰，火不暖土，土虚不能制水，是肾虚成痰的机制之一。赵献可在《医贯》中将肾阴虚成痰喻为"水沸为痰"："阴虚火动，则水沸腾。动于肾者，犹龙火之出于海，龙兴而水附；动于肝者，犹雷火之出于地，疾风暴雨，水随波涌而为痰。"《医家心法》描述这种痰"白如沫，吐出时如蟹沫，少顷变为稠黏之水"，此可谓肾虚成痰的机制之二。

肺病则人体水液代谢失常，水湿内凝则痰浊内生，蕴积于肺，肺气不利，上逆为喘。但肺为娇脏，喜润恶燥，二陈汤中多温燥之品，恐伤肺津，伍以熟地黄、当归滋阴养血，痰去而肺无所伤，况"血为气之母"，血盛则气有所依。

五、心悸

心悸是因外感或内伤致气血阴阳亏虚，心失所养，或痰饮瘀血阻滞，心脉不畅，所引起的以心脏急剧跳动，惊慌不安，甚则不能自主为主要临床表现的一种病证。常因惊恐、劳累而发，时作时止，不发时如常人，病情较轻者为惊悸；若终日悸动，稍劳尤甚，全身情况差，病情较重者为怔忡。怔忡多伴惊悸，惊悸日久不愈者亦可转为怔忡。《素问·举痛论》云："惊则心无所倚，神无所归，虑无所定，故气乱矣。"认为心悸的病因有宗气外泄、心脉不通、突受惊恐、复感外邪等，并对心悸脉象的变化有深刻认识。根据临床特征，本病可见于西医学上各种原因引起的心律失常，如心动过速、心动过缓、期前收缩、心房颤动或扑动、房室传导阻滞、病态窦房结综合征、预激综合征及心功能不全、神经症等。心悸的病性主要有虚实两方面，虚者为气血阴阳亏损，心神失养而致；实者多由痰火扰心、水饮凌心及瘀血阻脉而引起，虚实之间可以相互夹杂或转化。如实证日久，耗伤正气，可分别兼见气、血、阴、阳之亏损；虚证也可因虚致实，而兼有实证表现，如临床上阴虚生内热者常兼火亢或夹痰热，阳虚不能蒸腾水湿而易夹水饮、痰湿，气血不足、气血运行滞涩而易出现气血瘀滞，瘀血与痰浊又常常互结为患。

临床案例

刘某，男，72岁。2023年2月20日就诊。

主诉： 阵发性心慌汗出2个月。

现病史： 患者1年前行心脏搭桥手术，术后时有发作性心慌、汗出，伴有血压升高（160/90mmHg），持续半小时后自行缓解。3天前发作时至我院就诊查心电图未见明显异常。近1个月每日均有发作，且多在夜间2—5时发作，前半月夜间2—3时发作1次，后半月夜间2—5时发作3～4次，诊断为"心脏搭桥术后"。现症见：心悸不安，胸闷气短，动则尤甚，面色苍白，形寒肢冷，夜寐不安，易惊醒，大便无力。

查体及实验室检查： 血压140/85mmHg，心率69次/分，心律不齐。舌淡苔白，脉沉细无力。

西医诊断： 心脏搭桥术后。

中医诊断： 心悸。心阳不振证。

治疗原则： 温补心阳，安神定悸。

选方： 桂枝龙骨牡蛎汤加减。

桂枝12g，炒白芍15g，生龙骨30g（先煎），生牡蛎30g（先煎），生姜9g，甘草9g，大枣9g，人参6g，黄芪15g，紫石英15g（先煎），苦参15g，茶树根15g。

14剂，水煎服，每日1剂，早晚分服。

方解：方中桂枝温补心肾之阳，白芍、甘草酸甘益阴，桂枝、白芍相合，温阳以益阴，敛阴以涵阳，并可调和营卫，使阳固阴守；少佐生姜、大枣助桂枝、白芍调和营卫之力；使以甘草调药和中。诸药合用，和中有补，补中有温，使阴阳平衡协调。患者心阳不足，形寒肢冷，夜寐不安，加黄芪、人参益气温阳；加茶树根强心活血利尿，紫石英镇心安神。

治疗经过：服药3个月后心慌、畏寒好转，睡眠深度尚可。

按语：《素问·三部九候论》说脉象"参伍不调者病"，是把脉律不齐作为疾病表现的最早记载。《素问·平人气象论》说："脉绝不至曰死，乍疏乍数曰死。"最早认识到严重脉律失常与疾病预后的关系。汉代张仲景在《伤寒论》及《金匮要略》中以惊悸、心动悸、心下悸等作为病证名，认为其主要病因有惊扰、水饮、虚损及汗后受邪等，记载了心悸时表现的结、代、促脉及其区别，提出了基本治则及炙甘草汤等治疗心悸的常用方剂。

该患者发病具有明确的时间性，夜间2—5时是人体由静转动，阴精逐渐达到盛极，阳主待命生发之时，若肾中相火亢盛，跃跃欲动，必致君火不明，心阳不振，故以桂枝甘草龙骨牡蛎汤温补心阳，安神定悸。

六、胸痹

胸痹是指以胸部闷痛，甚则胸痛彻背，喘息不得卧为主要表现的一种疾病。轻者感觉胸闷，呼吸欠畅，重者则有胸痛，严重者心痛彻背，背痛彻心。胸痹是由于正气亏虚，加之饮食、情志、寒邪等引动，导致痰浊、瘀血、气滞、寒凝等痹阻心脉，常伴有心悸，气短，呼吸不畅，甚至喘促，惊恐不安，面色苍白，冷汗自出等。多由劳累、饱餐、寒冷及情绪激动而诱发，亦可无明显诱因或安静时发病。汉代张仲景《金匮要略》将胸痹的病机归纳为"阳微阴弦"，治疗上以温阳散寒为主。胸痹的病机关键在于外感或内伤引起心脉痹阻，其病位在心，但与肝、脾、肾三脏功能的失调有密切的关系。因心主血脉功能的正常，有赖于肝主疏泄、脾主运化、肾藏精主水等功能的正常。其病性有虚实两方面，常常为本虚标实，虚实夹杂，虚者多见气虚、阳虚、阴虚、血虚，尤以气虚、阳虚多见；实者不外气滞、寒凝、痰浊、血瘀，并可交互为患，其中又以血瘀、痰浊多见。但虚实两方面均以心脉痹阻不畅，不通则痛为病机关键。发作期以标实表现为主，血瘀、痰浊为突出，缓解期主要有心、脾、肾气血阴阳之亏虚，其中又以心气虚、心阳虚最为常见。根据本证的临床特点，主要与现代医学所指的冠状动脉粥样硬化性心脏病（心绞痛、心肌梗死）关系密切。

临床案例

杨某，男，58岁。2023年3月19日就诊。

主诉：心前区疼痛3年，加重4天。

现病史：患者平素患高血压、冠心病，3年来时有心前区刺痛，间断发作，持续数分钟缓解，4天前因天气降温疼痛程度加重，自服麝香保心丸、脑心通胶囊后症状缓解，体胖，乏力。诊断为：冠心病。现症见：心痛如绞，感寒痛甚，心悸气短，冷汗自出，纳眠可，二便调。

查体及实验室检查：血压145/89mmHg，心率68次/分。舌质暗，苔薄白，脉沉紧。心电图：S–T段改变。

西医诊断：冠心病，不稳定型心绞痛。

中医诊断：胸痹。寒凝心脉证。

治疗原则：温中祛寒，回阳救逆。

选方：四逆汤加减。

附子9g，干姜9g，炙甘草6g，当归9g，炒白芍12g，桂枝9g，细辛6g，通草9g，大枣9g，全瓜蒌15g，薤白9g。

7剂，水煎服，每日1剂，早晚分服。

方解：方中生附子大辛大热，温壮肾阳，祛寒救逆，为君；干姜辛热，温里祛寒，以加强附子回阳之效，为臣；炙甘草甘温，益气和中，并缓解附、姜燥烈之性，为佐、使。三味配合，具有回阳救逆之功。桂枝、细辛温散寒邪，通阳止痛；当归、白芍养血活血；白芍又能缓急止痛；通草通利血脉；大枣健脾益气；瓜蒌、薤白增强通阳开痹之效。全方共奏温经散寒、活血通痹之功。

治疗经过：患者服前方后心前区刺痛明显减轻，身有力，畏凉，纳眠可，喜热饮，二便调，舌质由暗转红，苔微腻，脉沉细。未见不良反应。

按语：胸痹心痛病位在心，与肝、脾、肾关系密切，病机表现为本虚（气虚、阳虚多见）标实（血瘀、痰浊多见），心脉痹阻是病机关键。《素问·调经论》云："寒气积于胸中而不泻，不泻则温气去，寒独留，则血凝泣，凝则脉不通。"《难经·六十难》云："其五脏气相干，名厥心痛；其痛甚，但在心，手足青者，即名真心痛。其真心痛者，旦发夕死，夕发旦死。"胸痹急性发作期以标实表现为主，或寒凝心脉，治以祛寒活血，宣阳通痹，用四逆汤加味；或气滞心胸，治以疏调气机，和血舒脉，用柴胡疏肝散加减；或痰浊闭阻，治以通阳泄浊，豁痰开窍，用瓜蒌薤白半夏汤加味；或瘀血痹阻，治以活血化瘀，通脉止痛，用血府逐瘀汤加减。缓解期多表现为本虚，或心气不足，治以补养心气，鼓动心脉，用保元汤加减；或心阴亏损，治以滋阴清热，养心安神，用天王补心丹加减；或心阳不振，治以补益阳气，温振心阳，用参附汤合桂枝甘草汤加减。但胸痹心痛多表现为虚实夹杂，寒凝、气滞、痰浊、瘀血等可相互兼杂或互相转化，心之气、血、阴、阳的亏虚也可相互兼见，并可合并他脏亏虚之证，病程长，病情较重；若心肾阳衰，饮邪内停，水饮凌心射肺，可见浮肿、尿少、心悸、喘促等症，为胸痹心痛的重症并发症，可用真武汤温阳利水，充分发挥中医药治疗本病及综合效应的优势，并配合西医抢救手段积极救治，警惕发生猝死。

七、不寐

不寐在《黄帝内经》中称为"目不瞑""不得眠""不得卧"，是指以经常不能获得正常睡眠为特征的病证。不寐的病情轻重不一，可单独出现，也可与头痛、眩晕、心悸、健忘等同时出现，可见于现代医学的神经症、更年期综合征、神经衰弱及某些精神病等。凡以失眠为主症的皆可以不寐病来辨证论治，主要表现为睡眠时间、深度的不足，以及睡眠不能消除疲劳、恢复体力与精力，轻者入睡困难，或寐而不酣，时寐时醒，或醒后不能再寐，重则彻夜不寐。不寐的病因虽多，但以情志、饮食或气血亏虚等内伤病因居多，由这些病因引起心、肝、胆、脾、胃、肾的气血失和，阴阳失调，其基本病机以心血虚、胆虚、脾虚、肾阴亏虚进而导致心失所养及由心火偏亢、肝郁、痰热、胃失和降进而导致心神不安两方面为主。其病位在心，但与肝、胆、脾、胃、肾关系密切。虚证多由心脾两虚、心虚胆怯、阴虚火旺，引起心神失养所致。实证则多由心火炽盛、肝郁化火、痰热内扰，引起心神不安所致。久病可表现为虚实兼夹，或为瘀血所致。

临床案例

李某，女，48岁。2023年9月18日初诊。

主诉：入睡困难2周。

现病史：患者因工作压力大，近2周前出现入睡困难，眠浅易醒，多梦，晨起后困倦，疲惫。平素月经量少，偶有心慌头晕，至我科就诊，诊断为"不寐病"。现症见：入睡困难，眠浅易醒，多梦，身乏力，疲倦，食少，稍食即饱，食多则撑胀不适，心烦，急躁，口中和，二便调。

查体：血压110/63mmHg，心率78次/分。舌淡胖边有齿痕，苔白，脉细涩。

西医诊断：失眠。

中医诊断：不寐。心脾两虚证。

治疗原则：补益心脾，养心安神。

选方：归脾汤加减。

人参6g，黄芪30g，炒白术15g，茯神15g，远志9g，炒酸枣仁15g，龙眼肉6g，广木香9g，当归9g，炙甘草6g，生龙骨30g（先煎），生牡蛎30g（先煎），首乌藤30g，合欢皮30g，法半夏18g，陈皮9g。

14剂，水煎服，每日1剂，早晚分服。

方解：黄芪甘温，补脾益气；龙眼肉甘平，既补脾气，又养心血，共为君药。人参、白术皆为补脾益气之要药，与黄芪相伍，补脾益气之功益著；当归补血养心，酸枣仁宁心安神，二药与龙眼肉相伍，补心血、安神志之力更强，均为臣药。佐以茯神养心安神，远志宁神益智；更佐理气醒脾之木香，与诸补气养血药相伍，可使补而不滞。炙甘草补益心脾之气，并调和诸药，用为佐使。诸药配伍，心脾得补，气血得养，诸症自除。患者胃胀、纳少，加半夏、陈皮以健脾理气化痰。另予首乌藤、合欢皮、龙骨、牡蛎以加强镇静安神之效。

治疗经过：患者服用上方两周后，睡眠较前改善明显，入睡时间缩短，稍有乏力困倦，饮食增加，食无不适，二便调，舌红，苔薄白，脉细。考虑患者平素有月经量少、心慌等症，上方加熟地黄15g，炒白芍15g，川芎30g，以强加养血安神之效，再服1个月，嘱患者饮食忌生冷，防止脾胃受损，有碍气血生化。

按语：《难经》最早提出"不寐"这一病名，《难经·四十六难》认为老人不寐的病机为"血气衰，肌肉不滑，荣卫之道涩，故昼不能精，夜不寐也"。《素问·病能论》曰："人有卧而有所不安者，何也？……脏有所伤，及精有所之寄则安，故人不能悬其病也。"《素问·逆调论》还记载有"胃不和则卧不安"，是指"阳明逆不得从其道"而致"逆气不得卧，而息有音者"，后世医家延伸为凡脾胃不和、痰湿、食滞内扰，以致寐寝不安者均属于此。失眠的主要病位在心，由于心神失养或不安，神不守舍而失眠，但与肝、胆、脾、胃、肾的阴阳气血失调相关。如急躁易怒而失眠，多为肝火内扰；遇事易惊，多梦易醒，多为心胆气虚；面色少华，肢倦神疲而失眠，多为脾虚不运，心神失养；嗳腐吞酸，脘腹胀满而失眠，多为胃腑宿食，心神被扰；胸闷，头重目眩，多为痰热内扰心神；心烦心悸，头晕健忘而失眠，多为阴虚火旺，心肾不交，心神不安等。

在调整脏腑气血阴阳的基础上辅以安神定志是本病的基本治疗方法。实证宜泻其有余，如疏肝解郁，降火涤痰，消导和中。虚证宜补其不足，如益气养血，健脾、补肝、益肾。实证日久，气血耗伤，亦可转为虚证，虚实夹杂者，治宜攻补兼施。归脾汤出自宋代严用和的《济生方》卷四，严氏据《黄帝内经》"二阳之病发心脾"理论而创制此方。心藏神而主血，脾主思而统血。思虑过度，劳伤心脾，则脾失健运、心血不足，发为惊悸怔忡、食少体倦诸症。全方以补养心脾为主，脾气健则气血生化之源充足，从而心血旺盛，则惊悸失眠诸症自愈。又脾主统血，凡脾虚气弱，不能统血而见崩漏诸症，亦可用本方治疗，即所谓"引血归脾"，故严氏命名本方为"归脾汤"，用之临床，效如桴鼓。

八、头痛

头痛是指由于外感与内伤，致使脉络拘急或失养，清窍不利所引起的以头部疼痛为主要临床特征的疾病。头痛可单独出现，亦可见于多种疾病的过程中。西医学的血管性头痛、紧张性头痛、丛集性头痛等均属此范畴。本病病位虽在头，但与肝、脾、肾密切相关。风、火、痰、瘀、虚为主要致病因素。其基本病机为，实者邪阻脉络，清窍不利；虚者精血不足，脑失所养。病因虽多，总不外乎外感与内伤两类。外感头痛，一般发病较急，病势较剧，多表现为掣痛、跳痛、胀痛、重痛、痛无休止，每因外邪所致。内伤头痛，一般起病缓慢，痛势较缓，多表现为隐痛、空痛、昏痛、痛势悠悠，遇劳则剧，时作时止。

临床案例

汤某，女，28 岁。2023 年 7 月 23 日初诊。

主诉：左颞部阵发性头痛 3 天。

现病史：患者 3 天前劳累后出现头胀痛，以左颞部为主，疼痛可持续 3 ～ 4h，甚则恶心，目胀不适，无呕吐，休息后头痛稍有缓解。头颅 CT 未见明显异常，神疲乏力，纳食尚可，二便调，畏寒喜暖。

查体及实验室检查：血压 90/62mmHg，心率 71 次 / 分。舌淡，苔薄白，脉细。神清，精神可，言语流利，双侧瞳孔等大等圆，对光反射存在，伸舌居中，无口角歪斜，四肢肌力、肌张力正常，双下肢无水肿，双侧病理征（-）。

西医诊断：偏头痛。

中医诊断：头痛病。肝胃虚寒，浊阴上逆证。

治疗原则：暖肝温胃，降逆止痛。

选方：吴茱萸汤加减。

制吴茱萸 9g，川芎 15g，人参 12g，生姜 30g，大枣 30g。

7 剂，水煎服，每日 1 剂，早晚餐后分服。

方解： 方中君药吴茱萸，禀辛热疏利之性，可温中下气止痛，善治厥阴头痛；川芎为血中气药，为治头痛之要药，《本草新编》描述其"血闭者能通，外感者能散，疗头风甚神"，助吴茱萸引经上行，祛瘀行气止痛，为臣药；佐药生姜，散寒、止呕、开痰，发散浊邪；使药人参，大补元气，温暖中焦，以助吴茱萸温阳化浊之力；大枣调和诸药，补脾和胃。四药合用，攻补兼施，温阳化浊，正安邪去而止头痛。

治疗经过： 患者服药5天后，头痛、恶心、目胀均有好转，1周后畏寒症状明显改善。上方制吴茱萸减为6g，继服。服药3个月后，诸症好转。

按语： 偏头痛，在中医属于"头痛""头风"等范畴，其病因病机不外正虚、邪实，包括少阳不利、肝失疏泄、脾胃虚弱、肝风夹瘀、寒凝血瘀等。中医认为偏头痛部位多发生在头之一侧，累及部位多在颞、额、眼眶处，为足少阳胆经、手少阳三焦经循行区域，故属手、足少阳经范畴，少阳经气枢机不利而致头部经络不通则痛。

吴茱萸汤首见于张仲景《伤寒论》。《伤寒论·辨厥阴病脉证并治》云："干呕，吐涎沫，头痛者，吴茱萸汤主之。"因此，本方为治疗厥阴头痛之专方。然而，厥阴头痛不应局限于颠顶头痛，某些偏头痛、目睛胀痛等亦可归于厥阴头痛范畴。现代医家胡希恕云："剧烈头痛或头晕而呕吐者，或恶心欲吐，无热象者（即除外小柴胡加石膏汤证），本方俱有捷验。……偏头痛，尤其偏于左侧者，大多属于本方证……"(《胡希恕医学全集·经方六经类方证》)拓展了本方的应用范围。

九、眩晕

眩晕是以自觉头晕眼花或视物旋转动摇为主症的病证。轻者闭目可止,重者如坐车船,旋转不定,不能站立,或伴恶心、呕吐、汗出、面色苍白等症状。西医学中的高血压、梅尼埃病、脑卒中、良性位置性眩晕等以眩晕为主要症状的疾病均可归属本病证。历代医家对眩晕病的论述颇多,对其辨证分类亦颇为复杂。本病最早见于《黄帝内经》,称之为"眩冒"。临床辨治眩晕病应以虚实为纲,张景岳认为眩晕"虚者居其八九,而兼火兼痰者不过十中一二耳",然临床实践显示眩晕实证与虚证大约各占一半。实证眩晕多起病急,常见于体质壮实之人,发作期以实象为主。虚证眩晕起病缓慢,反复发作,缓解期以虚象为主,多见于老人、体质虚弱之人或久病大病之后。治疗宜补虚泻实,调整阴阳。

临床案例

宋某,男,62岁。2023年9月20日初诊。

主诉:反复头晕1年余,加重3天。

现病史:患者1年前吵架后出现头晕,后至社区卫生服务中心多次测量血压均高于140/90mmHg,最高达180/92mmHg,诊断为"高血压",予氨氯地平片降压后症状有所改善。3 天前患者出现头晕加重，无视物旋转，无恶心呕吐，口苦，纳食可，二便调，入睡困难，肢体麻木。

查体及实验室检查：血压 165/95mmHg，心率 85 次 / 分，舌红，苔黄腻，脉弦大。神清，精神可，言语流利，双侧瞳孔等大等圆，对光反射存在，伸舌居中，无口角歪斜，四肢肌力、肌张力正常，双下肢无水肿，双侧病理征（–）。

西医诊断：高血压。

中医诊断：眩晕病。肝阳上亢证。

治疗原则：平肝潜阳，滋养肝肾。

选方：天麻钩藤汤加减。

天麻 9g，钩藤 12g，川牛膝 15g，栀子 10g，首乌藤 15g，石决明 30g，茯神 15g，黄芩 9g，益母草 12g，杜仲 15g，桑寄生 15g，酸枣仁 15g。

7 剂，水煎服，每日 1 剂，早晚餐后分服。

方解：方中天麻息风止眩，钩藤清肝息风，共为君药；石决明长于平肝潜阳，清热明目，助君药平肝息风，川牛膝活血利水，引血下行，直折亢阳，共为臣药；黄芩、栀子清肝泻火；益母草活血利水；杜仲、桑寄生补益肝肾，以治其本；茯神、首乌藤、酸枣仁养血安神定志。全方标本兼顾，共奏平肝潜阳、滋补肝肾之功。

治疗经过：患者服用 7 剂后，上述症状较前明显减轻，血压 143/85mmHg。原方加桑枝、炒僵蚕以缓解患者肢麻症状，服药 3 周后，上述症状均减轻。

按语：高血压，在中医归属为"头痛""眩晕"范畴，表现为内火、痰湿、肝阴虚等多种证素。临床上肝阳上亢型最为常见，为肝风上扰所致，正如《素问·至真要大论》所云："诸风掉眩，皆属于肝。"肝为风木之脏，肝阴不足，阴不潜阳，或肾水不足，水不涵木，而致肝阳上亢。治疗上应注重对机体阴阳平衡的调节，强调调补、清降、平肝息风。

天麻钩藤饮始载于《杂病证治新义》，是治疗肝风上扰、肝阳上亢证的有效方剂。临床使用须注意，本方清热降火之品较多，脾胃虚弱者服用此方后常有腹部不适，表现为大便次数增多，或大便稀溏。因此，除了减少清热泻火药用量，还可适当加入茯苓、白术、陈皮、山药等药，以健脾护胃、固肠止泻。

十、中风

中风病是由于正气亏虚，饮食、情志、劳倦内伤等引起气血逆乱，产生风、火、痰、瘀，导致脑脉痹阻或血溢脑脉之外，以突然昏仆、半身不遂、口舌歪斜、言语謇涩或不语、偏身麻木为主要临床表现的病证。根据脑髓神机受损程度的不同，有中经络、中脏腑之分。中经络一般无神志改变，表现为不经昏仆而突然发生口眼喁斜、言语不利、半身不遂；中脏腑则出现突然昏仆，不省人事，半身不遂，口舌歪斜，舌强言謇或不语，偏身麻木，神志恍惚或迷蒙，并常遗留后遗症。中经络者，病位较浅，病情较轻；中脏腑者，病位较深，病情较重。急性期标实症状突出，急则治其标，治疗当以祛邪为主；在恢复期及后遗症期，多为虚实夹杂，邪实未清而正虚已现，治宜扶正祛邪。

临床案例

杨某，男，67 岁。2023 年 9 月 21 日初诊。

主诉：右侧肢体活动不利 7 个月余。

现病史：患者于 2023 年 3 月旅游时出现右侧肢体无力，当时神清，无头晕头痛，无二便失禁等症，于外院查头颅 MRI 示脑梗死，查脑 MRA 示大脑前动脉、大脑后动脉轻度狭窄，考虑脑梗死，予抗凝、改善脑循环等治疗后病情好转。现症见：患者遗留右侧上肢活动不利，感觉减弱，伴右手麻木，无口角流涎，气短乏力，纳差，二便调，夜寐安。

查体及实验室检查：血压 155/86mmHg，心率 80 次 / 分，舌暗红，有瘀斑，苔白腻，脉沉弱。神清，精神可，言语流利，双侧瞳孔等大等圆，对光反射存在，伸舌居中，无口角歪斜，右侧上肢肌力 2 级，右侧下肢肌力、左侧肢体肌力和肌张力正常，双下肢轻度水肿，双侧病理征（－）。

西医诊断：脑梗死。

中医诊断：中风病，中经络。气虚血瘀证。

治疗原则：益气活血，化痰通络。

选方：小续命汤加减。

麻黄 9g，防己 9g，人参 12g，黄芩 9g，桂枝 18g，甘草 9g，芍药 15g，川芎 30g，杏仁 9g，熟附子 9g，防风 9g，生姜 6g，黄芪 30g。

7 剂，水煎服，每日 1 剂，早晚餐后分服。

方解： 方中麻黄、防风、杏仁、生姜开表泄闭，疏通经络而祛风邪外出，人参、甘草、黄芪、附子、桂枝益气温阳以扶正，川芎行气通络、通窍开闭，祛风散寒，芍药敛阴入营、充养血脉，助正气恢复；并取苦寒之黄芩，一以清泄风邪外望、里气不宣所产生之郁热，一以缓方中诸药之过于温燥；共成祛风扶正、温经通络之剂。

治疗经过： 患者服药 1 个月后病况好转，饮食增加，精神状态逐渐恢复，右手麻木渐轻，自觉抓握力量较之前增强。原方加水蛭、土鳖虫以通经活络，3 个月后右侧肢体力量较前稍增强，可简单带动腕关节运动。

按语： 小续命汤最早出自南北朝时期陈延之的《小品方》。此方具有祛风化痰、疏经通络、温阳利水等功效，主治正气内虚、风邪外袭所致之疾病，是治疗中风从外风立论的代表方。汪昂《医方集解》"祛风之剂"首列此方，称其为"六经中风通剂"。《太平惠民和剂局方》云："小续命汤治猝暴中风，不省人事，渐觉半身不遂，口眼㖞斜，手足战掉，语言謇涩，肢体麻痹，神情气乱，头目眩重，痰涎并多，筋脉拘挛不能屈伸，骨节烦疼不得转侧。"对小续命汤的主治进行了详细的描述。

唐宋以后，特别是金元时期，由于内风理论的出现，如刘完素的"火热论"、李东垣的"气虚论"、朱丹溪的"湿痰论"，中风的论治从此改观，小续命汤便受到冷落。但肖教授认为，小续命汤治诸风皆效，应用范围广泛，临床应用时不必拘泥于内风、外风。只要是素体阳气不足、脾肾阳气虚损，复受风、寒、湿邪而导致的脏腑功能失调，邪正相搏、正虚邪恋、气机不利、痰浊瘀阻等证候，均可在小续命汤基础上随证加减。根据肢体障碍部位，可加入引经通络药增强作用，如以头面口角为主，可加僵蚕、蝉蜕等，一侧不利加地龙、全蝎、独活等，上肢不利加桑枝，下肢不利加牛膝，关节不利加伸筋草、威灵仙等。

十一、健忘

健忘是指记忆力减退，遇事善忘的一种病证。亦称"喜忘""善忘"，属神志病的范畴。临床病情多迁延难愈或进行性加重发展为痴呆。现代医学认为老年健忘与衰老密切相关，随着年龄增长，智能将会明显下降，这是人体机能生理性衰退的表现之一。《医方集解·补养之剂》指出："人之精与志，皆藏于肾，肾精不足则志气衰，不能上通于心，故迷惑善忘也。"《三因极一病证方论·健忘证治》曰："脾主意与思，意者记所往事，思则兼心之所为也。……今脾受病，则意舍不清，心神不宁，使人健忘，尽心力思量不来者是也。"可见本病多由心脾不足，肾精虚衰所致。心主血，脾生血，肾主精髓，思虑过度，劳伤心脾，则阴血暗损；房事不节，或久病损伤精血，则精亏髓减，脑失所养，皆令人健忘；高年神衰，亦多血虚、精少而健忘。气血逆乱，痰浊上扰亦可引起健忘，如《素问·调经论》说："血并于下，气并于上，乱而喜忘。"《丹溪心法·健忘》则认为"健忘，精神短少者多，亦有痰者"。健忘以虚证居多，实证则多因情志不遂或痰浊上蒙所致。其病位在心、脑，但与脾、肾关系密切。

临床案例

张某，男，73 岁。2022 年 11 月 5 日初诊。

主诉：健忘头昏半年余。

现病史：患者近半年出现遇事善忘，记忆力减退，神疲懒言，嗜睡等症。平素自觉乏力，头昏，偶有心慌，纳少，便秘。为求进一步治疗，至我科就诊，门诊诊断为：健忘。现症见：反应迟钝，神昏疲惫，情绪低落，叙事错乱，健忘，耳鸣，胃纳少，大便困难。

查体及实验室检查：血压 135/70mmHg，心率 78 次 / 分。舌淡胖大，苔白腻，脉沉细，关脉滑。头颅 CT 示：老年性脑改变，多发性缺血灶。

西医诊断：生理性健忘。

中医诊断：健忘。心脾两虚证。

治疗原则：补养心脾，豁痰开窍。

选方：归脾汤加减。

人参 9g，黄芪 30g，炒白术 15g，茯神 15g，远志 9g，炒酸枣仁 15g，龙眼肉 6g，广木香 9g，当归 9g，炙甘草 6g，石菖蒲 18g，制南星 9g，法半夏 18g，陈皮 9g，肉苁蓉 15g。

14 剂，水煎服，每日 1 剂，早晚分服。

方解：方中人参、黄芪、白术、甘草益气健脾，补五脏之虚；半夏、陈皮健脾化痰，脾气健旺则痰浊可除；茯神、酸枣仁宁心安神；与龙眼肉相伍，补心血之力更强；石菖蒲芳香开窍，远志宁神益智，二者相配使神窍清明；佐以木香理气醒脾，使全方补而不滞。患者头昏、苔厚腻，痰浊壅塞较著，加天南星增强豁痰理气之效。肉苁蓉性甘温，入肾、大肠经，有补肾阳、益精血、润肠通便之功，老年体虚便秘者可服。

治疗经过：患者服药两周后，神疲乏力、嗜睡、便秘等症状好转；考虑患者脑内多发缺血灶，上方加桃仁、红花、川芎活血化瘀，养血活血共用以滋养脑窍。患者连续服药三月，并配合定期运动、阅读等生活习惯，目前记忆力无明显减退。

按语：《黄帝内经》有"善忘""喜忘"等病名记载，这是最早出现的相关记载。《肘后方》载"疗人心孔昏塞，多忘喜误"方，提出"多忘"的病名并开立相应的方药来治疗本病。《备急千金要方》载有"好忘"，并立开心散等方。最早出现"健忘"一词的是《太平圣惠方》，其后诸代医家均以"健忘"作为病名，并沿用至今。

人至中年，脏腑功能减退，年高阴气自半，肝肾亏虚，肾中精气不足，不能生髓，髓海空虚。如《灵枢·海论》篇云："髓海不足，则脑转耳鸣，胫酸眩冒，目无所见，懈怠安卧。"所谓"髓海"，即指大脑。汪昂《本草备要·辛夷》有云："人之记忆，皆在脑中。小儿善忘者，脑未满也；老人善忘者，脑渐空也。"说明人的记忆由脑所主，脑髓充盈对于认知功能发挥着重要作用。

历代医家皆认为健忘病位在脑，与五脏关系密切，但在不同的历史时期侧重点不一。《黄帝内经》对健忘的认识较为全面，是后人诸说发展的渊源。隋唐时期医家认为五劳六极均可致健忘，在脏为心肾虚衰，在气血精津液为精血亏虚。两宋时期认为心虚、肾虚、心劳、精极、血极、脉极皆令人健忘，而心虚为主要因素，同时强调脾虚致忘，脾虚而气血生化不足，累及于心，脾虚意舍不精，心虚神功不职，故健忘者多有心脾两虚。归脾汤原载于宋代严用和的《济生方》，但无当归、远志，至明代薛己始在《内科摘要》中补入此二药，遂沿用至今。其适用范围随后世医家的临证实践而不断扩充。本方配伍特点有二：一是心脾同治，重点在脾，使脾旺则气血生化有源，方名归脾，意在于此；二是气血并补，但重在补气，意即气为血之帅，气旺血自生，血足则心有所养。心为君主之官而主神明，老年患者多因年迈久病，耗伤气血，或脾胃虚衰，气血生化乏源，导致心之气血虚衰，神明失养而心神涣散，呆滞善忘。故本方培补后天气血，使脑髓得充，化源得滋。加石菖蒲、制南星、川芎等药化痰活血，配以开窍通络，使气血流通，窍开神醒。

十二、胃痛

胃痛，又称胃脘痛，以上腹胃脘部近心窝处疼痛为主要临床症状。《灵枢·邪气脏腑病形》："胃病者，腹䐜胀，胃脘当心而痛。"临床上常伴食欲不振、恶心呕吐、嘈杂泛酸、嗳气吐腐、胸胁胀满、不思饮食、大便不调等一系列症状。该病多因外感寒邪、饮食所伤、情志不畅和脾胃素虚等而诱发，《素问·举痛论》曰："寒气克于肠胃之间，膜原之下，血不得散，小络急引故痛。"《圣济总录》曰："虚劳之人，气弱胃虚，饮食伤动，冷气乘之，邪正相干，则腹痛不已。"可见"不通则痛"和"不荣则痛"是胃痛的主要病机。本病早期多为实证；后期常为脾胃虚弱，但往往虚实夹杂。西医学的急慢性胃炎、胃十二指肠溃疡、功能性消化不良、胃黏膜脱垂等以上腹部疼痛为主要症状的疾病皆属此范畴。脾胃为后天之本，气血生化之源，五脏六腑、四肢百骸皆赖其所养，若脾胃病变，则百病皆可生。本病发病以中青年居多，多有反复发作病史，发病前多有明显的诱因，严重影响日常生活。

临床案例

张某，男，38 岁。2024 年 3 月 10 日初诊。

主诉：胃脘胀痛 2 年余。

现病史：2 年内反复出现胃脘胀痛，时轻时重。1 周前因情志刺激，胃脘胀痛加剧，胀痛连及右胁及背部，痛甚见呕吐，伴反酸呃逆，嗳气频作，腹胀，纳差，大便溏薄，小便清长，夜寐欠安，多梦易醒。自行口服胃复安、吗丁啉等未见明显缓解，形体消瘦，平素盗汗怕冷。

查体及实验室检查：神清，精神可，血压 127/74mmHg，心率 72 次 / 分，舌红，苔薄白，脉弦细而滑。右上腹压痛（+），胃镜检查示：慢性浅表性胃炎。腹部 B 超及心超未见器质性病变。

西医诊断：慢性胃炎。

中医诊断：胃痛。肝郁气滞证。

治疗原则：疏肝止痛，理气和胃。

选方：柴胡疏肝散加减。

柴胡 10g，白术、白芍各 15g，陈皮（醋炒）10g，川芎、香附、枳壳（麸炒）、郁金、延胡索、甘松各 12g，茯苓 30g，厚朴 15g，首乌藤 30g，炙甘草 12g。

7 剂，水煎服，每日 1 剂，早晚分服。

方解：方中药物多属辛味，能够疏肝理气，柴胡条达肝气，疏肝解郁，为君药；白芍养血柔肝，配甘草缓急止痛，与柴胡相伍一收一散，助柴胡疏肝。香附理气疏肝止痛，川芎活血调血、行气止痛，枳壳调中焦之运化，与柴胡一升一降，三药配伍，加强疏肝理气之功，并增行气活血止痛之效，共为臣药。厚朴宽胸畅膈、宣泄郁气，郁金、延胡索共奏止痛之效，助消除胃脘胀满不适，首乌藤安神助眠。诸药合用，辛以散结，苦以降逆，共奏疏肝理气、活血止痛之功。

治疗经过：患者服 7 剂后，胃脘胀痛基本消失，进食后仍偶有嗳气腹胀，大便溏薄，夜寐一般，加泽泻 15g，合欢皮 30g。又进 7 剂后，症状基本消失，但偶有怕冷，去延胡索，加黄芪 15g，当归 10g，进 7 剂，自觉好转。随访至今，患者胃痛未复发。

按语：《景岳全书·心腹痛》云："胃脘痛证，多有因食，因寒，因气不顺者，然因食、因寒，亦无不皆关于气。盖食停则气滞，寒留则气凝。所以治痛之要，但察其果属实邪，皆当以理气为主。"肝主疏泄，脾胃运化和气机升降皆赖于此。若情志失调或大怒伤肝，肝失疏泄，则肝气郁结，横逆犯胃，气机阻滞，胃气不降，引发胃痛。若肝郁日久，则化火生热，肝胃郁热，胃脘灼热而痛；气滞日久，血脉不畅，瘀血内生，胃脘刺痛。现代研究表明，情志因素在有病因记录的胃脘痛医案中占到了 30.68%，多于外感、饮食、体虚等其他病因，是引起胃脘痛的主要原因。《临证指南医案》云："胃脘常痛，情志不适即发。"《素问·举痛论》："思则心有所存，神有所归，正气留而不行，故气结矣。"忧思则气结，影响脾胃气机的正常运行，故气滞而痛。

本案系由患者思虑日久，思则气结，脾胃气机升降失调，肝木乘机侮其所胜，脾胃受克，故治以疏肝理气和胃，予柴胡疏肝散。气郁而胀，血滞而痛，气行血活，通则不痛，故加延胡索活血利气止痛，气血得热则行，遇寒则凝，加甘松开胃醒脾，温通止痛。其病变在胃，病机在肝脾。土虚木乘，气机郁滞，则肝气乘脾犯胃，而出现肝胃不和的一系列证候。因此治疗必须疏肝理气，畅通气机，调理脾胃，使其功能恢复。

十三、吐酸、嘈杂

吐酸指胃中酸水上泛之症，又称泛酸、反酸，患者多感胃中灼热，俗云"烧心"。若酸水上泛于咽喉，随即咽下，又称为吞酸。吐酸可单独出现，也常与胃痛兼见，常见于西医的消化性溃疡病、慢性胃炎和消化不良等病症。《寿世保元》曰："夫酸者，肝木之味也，由火盛制金，不能平木，则肝木自甚，故为酸也。"吐酸以肝气横逆、邪犯脾胃、气机失和为基本病机，属热者，多由肝郁化热，热犯肺胃，肺胃气逆所致；因寒者，多因寒邪犯胃，或素体脾胃虚寒而成。临床首当辨寒热，治疗宜泄肝清火或温养脾胃。

嘈杂可见胃中空虚，似饥非饥，似辣非辣，似痛非痛，莫可名状，时作时止。病位在胃，与肝脾相关。病机可概括为胃热、胃虚、血虚。吐酸与嘈杂在病因病机上有许多相似之处，可单独出现，也可兼见。

临床案例

陈某，女，50岁。2023年8月18日初诊。

主诉：反酸烧心2年余，加重1周。

现病史：患者2年前无明显诱因下反复出现进食后反酸烧心，胸骨后灼烧感，于外院就诊后服用奥美拉唑，症状稍有缓解。1周前反酸症状加重，咽喉有异物感，时有呛咳，夜间症状加重。伴胃脘胀闷不舒，两胁胀满，心烦易怒，服用拉唑类药物不能缓解，口苦口干，多饮，胃纳可，夜寐一般，大便干结。

查体及实验室检查： 神志清楚、查体合作，血压 131/76mmHg，心率 69 次 / 分。舌红，苔黄，脉弦数。否认高血压、糖尿病、冠心病、甲亢等慢性病史，胃镜检查：慢性胃炎。腹部 B 超及心脏彩超未见器质性病变。

西医诊断： 胃食管反流病。

中医诊断： 吐酸病。

治疗原则： 清肝泻火，和胃制酸。

选方： 加味左金丸加减。

黄连 9g，吴茱萸 3g，柴胡 3g，黄芩 12g，栀子 15g，木香、香附各 9g，枳实 6g，白芍、白术各 12g，延胡索、川楝子各 9g，甘草 6g，大腹皮 10g，海螵蛸 30g。

14 剂，水煎服，每日 1 剂，早晚分服。

方解： 方中重用苦寒之黄连，取其既能清心火以泻肝火，"实则泻其子"，肝火得清，不横逆犯胃；又能清胃热，胃火降则气降，标本兼顾，清肝泻火，为君药。吴茱萸辛苦而温，辛能入肝，散肝郁，引黄连入肝经；苦能降逆，助黄连降逆止呕；温能佐制黄连之寒，使黄连无凉遏之弊，为臣药。二药辛开苦降，寒热并用，泻火而不凉遏，温通而不助热。治胁痛用柴胡、芍药、枳实、甘草，即四逆散，加强疏肝理气之功。海螵蛸制酸护胃，大腹皮下气消胀，延胡索、川楝子理气止痛。

治疗经过： 服药 2 周后，反酸烧心较前减轻，偶有腹胀，矢气后缓解，晨起口干口苦缓解，胃纳可，夜寐安，大便1～2日1次。

按语：《证治汇补·吞酸》曰："大凡积滞中焦，久郁成热，则木从火化，因而作酸者，酸之热也。若客寒犯胃，顷刻成酸，本无郁热，因寒所化者，酸之寒也。"这说明吐酸分寒热，并与胃有关。嘈杂始于朱丹溪《丹溪心法·嘈杂》，其曰："嘈杂，是痰因火动，治痰为先。"又谓："此乃食郁有热。"胃食管反流病可归为吐酸、食管瘅、嘈杂等病证范畴，胃失和降、胃气上逆为其病机，临床常见肝胃郁热型。该病与肝脾密切相关，肝主疏泄，可调畅脾胃气机，疏利胆汁；脾主运化升清，胃主受纳腐熟水谷，纳运相协，升降相因，气血化生，肝得濡养而疏泄调畅气机的功能正常。若情志抑郁，忧思恼怒过多伤肝，致使肝气郁结，气郁日久化火，郁火乘胃，致胃失和降，胃气上逆。故用左金丸辛开苦降，寒热并投，泻火而不凉遏，温通而不助热，相反相成，可使肝火得清、胃火得降，诸症自愈。

十四、呕吐

呕吐是指胃失和降，气逆于上，迫使胃中之物从口中吐出的一种病症。临床以有物有声谓之呕，有物无声谓之吐，无物有声谓之干呕，呕与吐常同时发生，故合称为呕吐。其病因复杂，涉及多个脏腑功能失调。呕吐的病名最早见于《黄帝内经》。《素问·举痛论》云："寒气客于肠胃，厥逆上出，故痛而呕也。"《素问·至真要大论》云："诸呕吐酸……皆属于热。"其具体阐述了呕吐的病因。《伤寒论》则将呕吐分为寒热虚实，提出了不同的治法。呕吐的发生，多由饮食不节、情志不调、外邪侵袭等因素引起。西医学中的急慢性胃炎、幽门梗阻、食源性呕吐、神经性呕吐、十二指肠壅积症，以及肠梗阻、急性胰腺炎、颅脑疾病、电解质紊乱等一系列急症均可纳入此范畴。《金匮要略·呕吐哕下利病脉证治》云："呕而胸满者，茱萸汤主之。""呕而肠鸣，心下痞者，半夏泻心汤主之。""诸呕吐，谷不得下者，小半夏汤主之。""食已即吐者，大黄甘草汤主之。""干呕而利者，黄芩加半夏生姜汤主之。"对不同症状的呕吐有明确的选方。《临证指南医案》提出了"泄肝安胃"的治疗纲领，强调"以苦辛为主，以酸佐之"，治疗方药丰富。

临床案例

李某，男，45 岁。2024 年 3 月 15 日初诊。

主诉：反复呕吐 3 天。

现病史：患者 3 天前因饮食不洁后出现恶心、呕吐，呕吐物为未消化食物，伴有腹痛、腹泻。曾自行服用止吐药，但症状未见明显改善。现症见：呕吐频繁，胸闷、气短，胃脘胀满，四肢乏力，口苦口干，大便稀溏。

查体及实验室检查：体温 37.5℃，血压 110/70mmHg，心率 80 次 / 分，舌质红，苔黄腻，脉弦滑。神志清楚，精神疲倦，腹部压痛明显，肠鸣音亢进，未触及明显包块。血常规检查提示白细胞计数升高，大便常规检查提示有白细胞。

西医诊断：急性胃肠炎。

中医诊断：呕吐。湿热内蕴证。

治疗原则：清热化湿，和胃降逆。

选方：连朴饮加减。

黄连 10g，厚朴 9g，半夏 12g，黄芩 9g，栀子 9g，陈皮 12g，茯苓 15g，竹茹 12g，枳实 10g，甘草 6g，延胡索 10g，生姜 3 片，大枣 3 枚。

3 剂，水煎服，每日 1 剂，早晚分服。

方解：方中黄连、栀子清热燥湿、泻火解毒，半夏和胃降逆、燥湿化痰，陈皮健脾利湿，与半夏配伍增强化痰效果。茯苓健脾化湿，竹茹清热化痰，枳实理气消痞，甘草调和诸药，生姜、大枣调和脾胃。诸药合用，共奏清热化湿、健脾和胃降逆之效。

治疗经过：患者服用上方 3 剂后，呕吐明显减轻，腹痛腹泻好转，胃脘胀满感消失。继服 3 剂，诸症基本消除，饮食恢复正常。嘱患者注意饮食卫生，避免食用生冷油腻食物。随访 1 个月，患者呕吐未见复发。

按语：《黄帝内经》将呕吐称为"呕"。本病与脾胃功能失调密切相关，脾胃为后天之本，主运化水谷，若脾胃功能受损，水谷不能正常运化，反逆而上，则导致呕吐。连朴饮有燥湿化浊、清透蕴热、理气宣通之效，是治疗湿热困阻中焦证的代表方。湿为阴邪，其性黏滞难化，故湿热为病往往反复发作，缠绵难愈。本案为饮食不节，损伤脾胃，阻滞中焦，脾胃升降功能失常所致，湿热稽留中焦，阻滞脾胃，气机不畅故腹胀，津液不能上承故口干；湿热胶结胃肠，故大便溏而不爽，解之不尽。呕吐有多种病因，可见不同的伴随症状，正如《金匮要略·呕吐哕下利病脉证治》诸条文所示。在治疗上，应根据具体病因，辨证施治，以达到和胃降逆、清热化湿之目的。

十五、呃逆

呃逆表现为气体从胃中上逆，引起喉间发出急而短促的声音，主要由横膈膜痉挛收缩引发，其主症为喉间呃呃连声，声短而频，难以自止。此症多为偶然性短暂发生，健康人可能因为吞咽过快、突然吞入空气或消化道压力骤增而出现，通常可以自行消退。严重者屡屡发生，可持续数天甚至数月。呃逆主要与外邪、情志、饮食、体虚有关。西医学的单纯性膈肌痉挛，以及胃炎、胃肠功能紊乱、胸腹手术后等引起的膈肌痉挛，均可参考呃逆论治。《黄帝内经》称本病为"哕"，认为是胃气上逆而发病。《金匮要略·呕吐哕下利病脉证治》将其分为实证、寒证、虚热证，并有橘皮汤、橘皮竹茹汤等方。其病位以胃、膈为主，与肝、脾、肺、肾密切相关。其病性有虚有实，且虚实寒热可相互兼夹转化。一般偶然发作或属单纯性的呃逆，预后良好；若伴发于久病、重病之时，常属胃气衰败之候。

临床案例

赵某，女，30 岁。2024 年 2 月 8 日初诊。

主诉：呃逆 1 月余。

现病史：患者 1 个月前因情志刺激出现呃逆，伴眩晕，自觉胃脘满闷，时有逆气上冲，气冲有声，声短而频，不能自制。呼吸不畅，每于精神紧张之时，呃逆更甚。近来逐渐加剧，以致情绪不安，心情烦闷，就诊时症见呃逆频作。胃纳差，夜寐欠安，大便溏薄。

查体及实验室检查：血压 126/72mmHg，心率 71 次 / 分，舌苔薄腻，脉弦而滑。神志清，精神可，面色不华，双目少神，形体消瘦，否认高血压、糖尿病、冠心病、甲亢等慢性病史，胃镜检查与腹部 B 超未见明显异常。

西医诊断：单纯性膈肌痉挛。

中医诊断：呃逆。气滞痰阻证。

治疗原则：理气和胃，降逆止呃。

选方：旋覆代赭汤加减。

旋覆花 9g，代赭石 15g（先煎），党参 9g，生姜 15g，半夏 9g，大枣 4 枚，炙甘草 9g，陈皮 9g，枳壳 9g，柿蒂 10g。

14 剂，水煎服，每日 1 剂，早晚分服。

方解：方中旋覆花性主降，功专下气消痰，降逆止噫，为治痰阻气逆之要药，重用为君药。代赭石降逆，善治肝胃冲逆，止呃，下气消痰，为臣药。半夏祛痰散结，生姜和胃降逆以助止呕，宣散水气以助祛痰之功，制约代赭石的寒凉之性，使其镇降气逆而不伐胃；陈皮、枳壳以助理气之功；党参、大枣、炙甘草甘温益气，健脾养胃，顾护中焦之气，共为佐药。甘草调和药性，兼使药。全方沉降相须，消补相伍，诸药相合，共奏降逆化痰、益气和胃之功，集祛痰、降逆、补虚于一体，标本兼治，诸症自愈。须注意代赭石性寒而沉降，易伤胃气，中焦虚寒者不宜重用。

治疗经过：患者服上方2周后，呃逆减少，间隔时间延长，胃脘满闷减轻，夜寐、胃纳均尚可。继以温中益气、和胃降逆治之，服药1个月后，诸症消除。

按语：《黄帝内经》称本病为"哕"，《素问·宣明五气》曰："胃为气逆，为哕。"认为呃逆是胃气上逆而发病，且与寒气及肺胃有关。《灵枢·杂病》曰："哕，以草刺鼻，嚏，嚏而已；无息，而疾迎引之，立已；大惊之，亦可已。"记载了其简易疗法。《景岳全书》曰："致呃之由，总由气逆。"同样认为呃逆是中焦气机升降失司，逆气上冲所致。本病主要病位在膈，古人责之在胃，由胃失和降，胃气上逆动膈而成，故常治以和降胃气之法。但呃逆有多种病因，有虚实之别，必须辨证施治。本例属气逆不降，痰浊内阻之呃逆，故选用旋覆代赭汤加减。胃主受纳，腐熟水谷，其气以下行为顺。胃气虚则升降失常，胃气因虚而上逆，则噫气频作，反胃呕吐；胃虚运化失职，湿聚生痰，痰阻气机，则心下痞满，舌苔白滑。胃虚宜补，痰浊宜化，气逆宜降。本病虽实虚并见，但以气逆痰阻为主，治宜降逆化痰，兼以益气和中。

十六、腹痛

腹痛是指胃脘以下、耻骨毛际以上部位发生胀满不适、疼痛的一种常见症状。其病因复杂，可由多种疾病引起，如消化不良、胃肠功能紊乱、肠梗阻、肝胆疾病等。其临床表现多样，轻者仅感腹部不适，重者可伴有剧烈疼痛、恶心呕吐、食欲不振等症状。《黄帝内经》中将腹胀称为"胀满"，认为与脾胃功能失调、气机不畅有关；将腹痛称为"腹中痛"，对腹痛的病因病机有较为全面认识。《素问·举痛论》云："寒气客于小肠，小肠不得成聚，故后泄腹痛矣。""寒气客于肠胃之间，膜原之下，血不得散，小络急引故痛。"其指出寒邪是导致腹痛的重要因素之一。《伤寒论》中亦有"腹满""心下痞满"等描述，提出通过调和脾胃、理气消胀等方法进行治疗。《血证论》曰："血家腹痛，多是瘀血。"并指出瘀血在中焦用血府逐瘀汤，瘀血在下焦以膈下逐瘀汤治疗，丰富了腹痛的辨证治疗。

临床案例 1

李某，男，45 岁。2024 年 5 月 10 日初诊。

主诉： 腹胀伴隐痛 2 周。

现病史： 患者素体虚弱，2 周前受寒后出现脘腹胀满，伴有隐痛，进食后症状加重，矢气后略有缓解。曾服用消食片，但未见明显效果。现症见：腹胀明显，寒热往来，隐痛时作，食欲不振，嗳气频作，口苦咽干，大便干结，3日一行，胃纳欠佳，夜寐一般。

查体及实验室检查： 血压120/80mmHg，心率76次/分，舌质淡红，苔薄黄，脉弦。腹部平软，无明显压痛及反跳痛，肠鸣音正常，未触及包块。腹部B超未见明显异常。

西医诊断： 功能性消化不良。

中医诊断： 腹胀。肝脾不和证。

治疗原则： 理气消胀，健脾化湿。

选方： 小柴胡汤加减。

柴胡15g，黄芩12g，法半夏12g，人参15g，苍术9g，炙甘草9g，大枣3枚，厚朴12g，陈皮9g，茯苓30g，炒莱菔子15g，佛手10g。

5剂，水煎服，每日1剂，早晚分服。

方解： 柴胡入肝胆经，能疏泄气机郁滞，疏散少阳之邪，为君药；黄芩苦寒，清热燥湿。两药配伍，一散一清，既能清解少阳经腑之邪热，又能疏利肝胆气机。半夏和胃降逆止呕，其辛散作用能助柴胡透达。人参、甘草、大枣扶正祛邪，益气调中，以御邪内传；甘草助参、枣扶正，且能调和诸药，用为佐使。厚朴、陈皮理气健脾，燥湿消痰，消除腹胀。诸药合用，使邪气得解，枢机得利，则诸症自除。

治疗经过： 服药5剂后，患者腹胀明显减轻，隐痛消失，食欲好转，嗳气减少。继服7剂，诸症基本消除，二便调。

临床案例 2

王某，女，38 岁。2024 年 6 月 15 日初诊。

主诉：腹痛反复发作 2 年余。

现病史：食欲减退，脘腹隐痛 2 年余，腹痛绵绵，伴有坠胀感，饥饿或进食后加重，得热痛减，喜温喜按。于外院行胃肠镜检查提示胃溃疡。自行服用奥美拉唑效果不明显。现症见：腹部隐痛，倦怠无力，气短懒言，月经后期，色红量少，纳差，面色萎黄，大便溏薄或呈水样。

查体及实验室检查：血压 110/70mmHg，心率 80 次 / 分，舌淡苔白，脉弱。腹部轻度压痛，无反跳痛，肠鸣音活跃，未触及明显包块。胃镜提示胃溃疡。

西医诊断：胃十二指肠溃疡。

中医诊断：腹痛。中脏虚寒证。

治疗原则：温中补虚，缓急止痛。

选方：小建中汤加减。

桂枝 15g，炙甘草 9g，大枣 4 枚，炒白芍 18g，生姜 9g，饴糖 30g，黄芪 15g，白术 12g，人参 6g，当归 12g。

7 剂，水煎服，每日 1 剂，早晚分服。

方解：饴糖味甘性温，归脾胃经，可温中补虚、缓急止痛，温补中焦，缓解腹部拘急疼痛，为君药。桂枝辛温，为臣药，温阳散寒、调和营卫。饴糖与桂枝相伍，辛甘化阳，可温助脾阳，祛散虚寒。白芍养血柔肝、缓急止痛，滋养营阴，以补营血之亏虚，柔肝缓急止腹痛，与桂枝相配，调和营卫，为臣。佐以大枣，助饴糖补益脾虚。生姜、大枣可调营卫，和阴阳。炙甘草益气补虚，缓急止痛，调和诸药。黄芪、人参补中益气，生津养血。诸药配伍，温补中焦，使气血调和。

治疗经过：服药7剂后，患者腹痛明显减轻，坠胀感消除，大便成形。继服14剂，乏力好转，食欲正常。经3个月的随访，患者腹痛未复发。

按语：早在《山海经》中就出现了"腹痛"一词，但仅作为一个临床症状，而不是一个独立的疾病出现。马王堆汉墓出土的《足臂十一脉灸经》描述了腹痛、腹胀等脾胃虚寒的症状。《金匮要略》云："病者腹满，按之不痛为虚，痛者为实，可下之。舌黄未下者，下之黄自去。""腹中寒气，雷鸣切痛，胸胁逆满、呕吐，附子粳米汤主之。""心胸中大寒痛，呕不能饮食，腹中寒，上冲皮起，出见有头足，上下痛而不可触近，大建中汤主之。"对脾胃虚寒、水湿及寒邪导致的腹痛分别提出用附子粳米汤及大建中汤治疗，开创了腹痛论治的先河。《仁斋直指方论》云："气、血、痰、水、食积、风冷诸证之痛，每每停聚而不散，唯虫痛则乍作乍止，来去无定，又有呕吐清沫之可验焉。"对不同腹痛提出分类鉴别。《医学真传》云："夫通则不痛，理也，但通之之法，各有不同。调气以和血，调血以和气，通也；下逆者使之上行，中结者使之旁达，亦通也；虚者助之使通，寒者温之使通，无非通之之法也。若必以下泄为通，则妄矣。"腹痛治疗以"通"字立法，通则不痛，但"通"是根据辨证的虚实寒热，实则泻之，虚则补之，热者寒之，寒者热之，而不仅指通下之法，对于虚实夹杂的病症应辨证施治，灵活遣方。

十七、泄泻

泄泻是指大便次数增多，粪质稀薄，甚至如水样，伴有腹痛、腹胀等症状的一种病症。大便溏薄而势缓者称为泄，大便清稀如水而势急者称为泻，统称为"泄泻"。临床以大便稀溏、次数增多为特征，严重时可出现水样便或黏液便。泄泻的病名最早见于《黄帝内经》，《素问·气交变大论》中有"鹜溏""飧泄""注下"等病名，《素问·阴阳应象大论》云："湿胜则濡泻。"指出湿邪是泄泻的主要病因。泄泻的发生，多由饮食不节、外感湿邪、脾胃虚弱等因素引起。西医学中的急慢性肠炎、肠易激综合征等均可归入此范畴。《伤寒论》将泄泻分为寒湿、湿热、食积、脾虚等不同证型，并提出相应的治法。《金匮要略·呕吐哕下利病脉证治》云："下利清谷，里寒外热，汗出而厥者，通脉四逆汤主之。""下利三部脉皆平，按之心下坚者，急下之，宜大承气汤。"可见其对不同症状的泄泻有明确选方。《临证指南医案》提出"健脾化湿"的治疗原则，强调以温中健脾为主，以利湿止泻为辅，治疗方药丰富。

临床案例

赵某，女，32岁。2024年4月20日初诊。

主诉： 反复泄泻 1 个月。

现病史： 患者 1 个月前起每日暴注下泻 3 ～ 4 次，大便如水样，夹杂不消化食物，食后泄泻加重，泻后觉全身酸软，四肢乏力，心悸汗出，伴有腹胀、怕冷、食欲不振、体重下降。曾自行服用止泻药与中成药，但症状未见明显改善。现症见：大便稀溏，腹痛隐隐，四肢乏力，畏寒怕冷，口淡无味，精神紧张，夜寐欠安。

查体及实验室检查： 体温 36.8 ℃，血压 100/60mmHg，心率 72 次 / 分，舌尖瘦，舌暗红，边有瘀点，苔黄微腻，脉弦涩。神志清楚，精神疲倦，腹部轻度压痛，肠鸣音活跃，未触及明显包块。

西医诊断： 慢性结肠炎。

中医诊断： 泄泻。寒热错杂证。

治疗原则： 温阳散寒，清热化湿止痢。

选方： 乌梅丸合三畏汤加减。

乌梅 30g，细辛 3g，干姜 9g，当归 9g，炮附子 6g，黄连 9g，桂枝 6g，砂仁 9g，党参 6g，蜀椒 5g，黄柏 6g，丁香、郁金各 10g，肉桂 5g，赤石脂 30g。

7 剂，水煎服，每日 1 剂，早晚分服。

方解： 乌梅味酸甘焦苦，具有敛肝、息风、涩肠等作用，为君药；蜀椒、细辛、附子、桂枝辛温助阳、散寒止痛，共为臣药，黄连苦寒坚阴，清泄内热；佐党参、当归健脾益气，调和气血，多药配伍，共奏酸收涩肠、清热燥湿、温中补虚之功。丁香辛温芳香，温肾助阳，消胀下气；郁金辛凉芳香，行气解郁，祛瘀止痛，二药相合，有温通理气、开郁止痛之功。肉桂补命门之火，温中定痛，赤石脂甘温酸涩收敛，为固下止泻要药，两药配伍可治疗久泻滑脱不禁。

治疗经过：服药 3 剂后，腹泻次数减至 2 次 / 天，腹痛、怕冷减轻，胃纳可。继服 3 剂，诸症基本消除，大便成形，精神好转。

按语：《伤寒论》曰："蛔厥者，其人当吐蛔。令病者静，而复时烦者，此为脏寒。……蛔厥者，乌梅丸主之。又主久利。"乌梅丸被后人奉为治蛔之主方，后又将其用于治疗厥阴病。《医宗金鉴》曰："厥阴者，阴尽阳生之脏，与少阳为表里者也。故其为病，阴阳错杂，寒热混淆，邪至其经，从化各异。"乌梅丸的组成寒热相伍，苦、辛、酸、甘四味俱全。其临床应用并非仅局限于蛔厥与厥阴病，因其具有寒热并用、阴阳兼顾的特性，在治疗久泻久痢等病证时，同样具有显著疗效。方中乌梅、蜀椒、细辛、附子、桂枝等配伍，既可温阳散寒，又能清热化湿，治疗寒热错杂。黄连、黄柏清热燥湿，党参、当归健脾益气，丁香、郁金理气开郁，肉桂、赤石脂固涩止泻，诸药合用，共奏温中散寒、清热化湿、涩肠止泻之功。

十八、便秘

便秘是指以大便排出困难，排便时间延长，或周期不长，但粪质干结，排出艰难，或欲大便而艰涩不畅为主要表现的病证。其病因包括饮食不节、情志失调、年老体弱、病后体虚等多方面。《黄帝内经》中首见"便秘"病名，并指出便秘与脾胃、小肠、肾等脏腑有关。《金匮要略》称便秘为"脾约""闭"，提出便秘有寒、热、虚、实的不同发病机制，立泻下、润下、通下三法，制定承气汤、麻子仁丸、厚朴三物汤，确定了其基本的治疗原则。《杂病源流犀烛》曰："大便秘结，肾病也。"提出便秘与肾密切相关。临床便秘分证复杂，但不外虚实两类，总由大肠传导失职而成。其病位在大肠，又与脾、胃、肺、肝、肾等有关。在治法上实证予以通泻，虚证予以滋补，对于兼证，临证时应慎审其因，详辨其病，在治疗上灵活变通。

临床案例

孙某，女，60岁。2024年6月15日初诊。

主诉：腹胀便秘1年，加重1周。

现病史：患者大便秘结伴腹胀1年，大便3～4日一行，排便困难，排出费力，干结难解，努挣汗出，服用泻药效果不明显，曾行胃肠镜检查无明显异常。近一周来便秘加重，大便一周未行，伴腹部胀满不适，食少纳呆，口干口苦，神疲乏力，小便正常，夜寐可。

查体及实验室检查：血压120/80mmHg，心率78次/分，舌淡红，苔白，脉沉弦。腹部无明显压痛，肠鸣音减弱。血常规、肝肾功能、电解质检查均正常。胃肠镜检查无明显异常。

西医诊断：习惯性便秘。

中医诊断：便秘。脾气虚证。

治疗原则：补脾益气，润肠通便。

选方：黄芪汤合补中益气汤加减。

黄芪 15g，陈皮 12g，党参 15g，炒白术 18g，茯苓 15g，玄参 15g，生地黄 12g，枳实 15g，厚朴 15g，当归 12g，桃仁 12g，火麻仁 30g，川芎 15g，甘草 6g。

7 剂，水煎服，每日 1 剂，早晚分服。

方解：方中黄芪为君，其性甘温，入脾、肺经，升举清阳。臣以党参，益气生精；炙甘草补脾和中。君臣相伍，《医宗金鉴》曰："黄芪补表气，人参补里气，炙草补中气。"佐以白术补气健脾，助脾运化，以资气血生化之源。气虚则血亏，故佐以当归补养营血，且"血为气之母"，气血同补，使所补之气有所依附。茯苓和中宁神，化气行水，与黄芪相配，复脾土斡旋升降。陈皮理气和胃，使诸药补而不滞。桃仁、火麻仁归脾、胃、大肠经，有润肠之效。炙甘草调和诸药，亦为使药。诸药合用，既可补益中焦脾胃之气，又可润肠通便。

治疗经过：服药 3 剂后，患者排出大量干结粪便，腹胀减轻，食欲稍增。继服 5 剂，大便逐渐恢复正常，每日一行，质软成形，诸症悉除。

按语：《景岳全书·秘结》曰："阳结证，必因邪火有余，以致津液干燥。"《金匮翼·便闭》曰："冷闭者，寒冷之气横于肠胃。""气闭者，气内滞而物不行也。"便秘主要是由外感邪气，内伤饮食，情志刺激，病后体虚，阴阳气血不足等导致热结、气滞、寒凝、气血阴阳亏虚，致使邪滞胃肠、壅塞不通，肠失温润，推动无力，糟粕内停，大便排出困难。病性可概括为虚、实两方面，热秘、气秘、冷秘属实，气血阴阳亏虚所致者属虚，虚实之间常相互兼夹或转化。临床治疗根据病因病机，辨证施治：热秘者，治以泻热导滞，润肠通便；冷秘者，治以温阳通便；气秘者，治以顺气导滞；虚秘者，则根据气血阴阳之虚，分别施以益气养血、滋阴润燥、温阳通便之法。本案患者为中老年女性，脾胃气虚，故常自觉腹胀；津液运输升降失常，故大便燥结难下；脾失健运，水谷精微不得正常运输，气血生化无源，故神疲乏力，稍一用力则气短难续，精神不济，面色少华，纳差，舌淡，脉细弱。予黄芪汤加减，健脾益气，方中黄芪为补气良药，党参益气生津，当归补血养血、滋阴润燥，白术健脾，陈皮理气，火麻仁润肠通便，脾气充足大便则通。需要注意，便秘不可滥用泻药，使用不当，反而加重便秘。由于进食少而便秘者，须扶养胃气，待饮食渐增，大便自然正常。同时，注意饮食调节，多食富含纤维素的食物，适量运动，以促进肠道蠕动，有助于便秘的预防与治疗。

十九、胁痛

胁痛是指单侧或双侧胁肋部疼痛的一种自觉症状，是肝胆系统疾病中常见的症状之一。胁痛病名始于《黄帝内经》，

《素问·缪刺论》曰："邪客于足少阳之络，令人胁痛不得息"。胁痛发病部位在肝胆，与脾、胃、肾密切相关。其病机主要为"脉络痹阻，不通则痛"和"脉络失养，不荣则痛"。胁痛病因复杂，多与情志、饮食、外伤、久病体虚等相关。在西医学中，胁痛可见于急慢性肝炎、胆囊炎、胆囊结石、胆管结石、肋间神经痛等疾病。胁痛有多种证型，肝气郁结型表现为胁肋胀痛，走窜不定，甚则连及胸肩背，且情志不舒则痛增，胸闷，善太息，得嗳气则舒，饮食减少，脘腹胀满，舌苔薄白，脉弦；瘀血阻络型，表现为胁肋刺痛，痛处固定而拒按，疼痛持续不已，入夜尤甚，或胁下有积块，或面色晦暗，舌质紫暗，脉沉弦；湿热蕴结型，其症状为胁肋胀痛，触痛明显而拒按，或引及肩背，伴有脘闷纳呆，恶心呕吐，厌食油腻，口干口苦，腹胀尿少，或有黄疸，舌苔黄腻，脉弦滑；肝阴不足型，症见胁肋隐痛，绵绵不已，遇劳加重，口干咽燥，两目干涩，心中烦热，头晕目眩，舌红少苔，脉弦细数。

临床案例

杨某，女，60岁。2024年5月11日初诊。

主诉： 右侧胁肋部疼痛3日。

现病史： 患者3日前无明显诱因出现右侧胁肋部隐痛，绵绵不绝，无恶心呕吐，口干口苦，未予系统诊治。现症见：右侧胁肋部隐痛，无恶心呕吐，口干口苦，心中烦热，寐差，二便可。

既往史：胆汁引流术后，胆结石病史。

查体：血压 134/86mmHg，心率 97 次 / 分。舌红，水线苔，脉左细涩、右寸关滑。

西医诊断：胆囊炎。

中医诊断：胁痛。肝阴不足证。

治疗原则：养阴柔肝，理气通络。

选方：一贯煎加减。

北沙参 15g，生地黄 15g，枸杞子 15g，炒川楝子 9g，醋延胡索 12g，麦冬 15g，柴胡 18g，草豆蔻 15g，砂仁 15g，醋鳖甲 18g，肉桂 15g，车前草 30g，炒鸡内金 15g，生白术 15g，垂盆草 30g，积雪草 30g，海金沙 15g，川牛膝 30g，槟榔 18g，天花粉 30g。

14 剂，每日 1 剂，早晚饭后 1 小时温服。

方解：方中生地黄、枸杞子滋养肝肾；沙参、麦冬滋阴养血柔肝，川楝子、柴胡、延胡索疏肝理气止痛；草豆蔻、砂仁、槟榔温中行气；患者素有胆结石，鳖甲、鸡内金、海金沙共奏化石之功；车前草、垂盆草、积雪草清热利湿；川牛膝引血下行；肉桂、白术于阳中补阴，使全方不会过凉而伤阳气。

治疗经过：患者服药 2 周后，胁肋隐痛明显减轻，加用丹参、栀子、首乌藤、合欢皮，以清心除烦，养心安神。服药 2 个月后，诸症好转。

按语：早在《黄帝内经》就已有胁痛相关的记载，并明确指出其发生主要是肝胆的病变。如《素问·热论》曰：

"三日少阳受之，少阳主胆，其脉循胁络于耳，故胸胁痛而耳聋。"《素问·刺热论》谓："肝热病者，小便先黄……胁满痛。"《灵枢·五邪》说："邪在肝，则两胁中痛。"其后，历代医家对胁痛病因的认识，在《黄帝内经》的基础上逐步发展。《景岳全书·杂证谟·胁痛》将胁痛病因分为外感与内伤两大类，并提出以内伤为多见。《临证指南医案·胁痛》对胁痛之属久病入络者，善用辛香通络、甘缓补虚、辛泄祛瘀等法，立方遣药，颇为实用，对后世医家影响较大。《类证治裁·胁痛》在叶氏的基础上将胁痛分为肝郁、肝瘀、痰饮、食积、肝虚诸类，对胁痛的分类与辨证论治作出了一定的贡献。

肝阴不足、素体肾虚，或久病耗伤，或劳欲过度，均可使精血亏损，导致水不涵木，肝阴不足，络脉失养，不荣则痛，而成胁痛。正如《金匮翼·胁痛统论》所说："肝虚者，肝阴虚也。阴虚则脉绌急，肝之脉贯膈布胁肋，阴虚血燥，则经脉失养而痛。"本方宗叶氏"肝为刚脏，非柔润不能调和"之意，在滋阴补血以养肝的基础上少佐疏调气机，通络止痛之品，宜于肝阴不足、络脉不荣的胁肋作痛。肝阴不足所致胁痛，除久病体虚、失血等原因外，尚有因使用香燥理气之品太过所致者。常有患者气滞作胀作痛，苦于疼痛胀急，但求一时之快，医者不察病起于虚，急于获效，以致香燥理气太过而伤肝阴，应引以为戒。

二十、黄疸

黄疸是以身目黄染、小便发黄为主症的一种临床常见病证，与西医学所述黄疸意义相似。黄疸病因多为"外有表实，内有湿热"。其病机特点为正虚与邪实同在，湿邪缠绵，小便不利，常涉及血分，病位主要涉及脾胃与肝胆。《金匮要略·黄疸篇》中曰："然黄家所得，从湿得之。"湿邪是导致黄疸的主要病理因素。"治湿不利小便，非其治也"，通利小便是祛湿的一大治则，若小便不利，水道不通则水湿郁热蓄积，湿热熏蒸成黄疸。黄疸的中医辨证分为阳黄、阴黄和急黄。

临床案例

刘某，男，2024 年 4 月 19 日初诊。

主诉：巩膜黄染伴皮肤色黄 3 天。

现病史：患者 3 天前无明显诱因出现目黄、身黄，遂于外院就诊。查血常规：血红蛋白 106g/L、红细胞 3.68×10^{12}/L、血小板 83×10^9/L、直接胆红素 5.40μmol/L、间接胆红素 27μmol/L。腹部 CT：肝左叶外上段及右前叶上段血管瘤（左叶病灶较大，截面大小约 2cm×1.5cm）；脂肪肝，肝右叶钙化灶；胆囊术后改变；左肾上极术后改变；右肾多发囊肿（最大直径约 1.4cm）。未予系统诊治。患者为求进一步治疗，遂于我科就诊。现症见：目黄，身黄，无恶心呕吐，无头晕头痛，无腹痛，下肢时有水肿，纳欠佳，寐欠佳，小便黄，大便可。

查体：血压 142/85mmHg，心率 86 次 / 分。舌紫红，苔腻水滑，脉滑数。

西医诊断：黄疸。

中医诊断：黄疸病。阳黄。

治疗原则：清热利湿，活血解毒。

选方：茵陈蒿汤 / 麻黄连翘赤小豆汤加减。

茵陈 15g，焦栀子 9g，黄柏 9g，秦皮 18g，车前草 30g，柴胡 18g，桔梗 15g，枳壳 9g，川牛膝 30g，草豆蔻 15g，草果仁 15g，垂盆草 30g，积雪草 30g，炒薏苡仁 30g，白茯苓 15g，泽泻 18g，石韦 30g，炒鸡内金 15g，生白术 30g，制乌梅 12g，炒僵蚕 18g，半枝莲 30g，白花蛇舌草 30g。

14 剂，水煎服，每日 1 剂，早晚分服。

方解：方中茵陈为君药，苦泄下降，功擅清热利湿，为治黄疸要药；臣以栀子清热降火，通利三焦；黄柏、秦皮、薏苡仁清热燥湿解毒；柴胡和解少阳，配枳壳助疏肝理气之功，草豆蔻、草果仁助行气之力，又兼化湿之效；佐积雪草、垂盆草助茵陈利湿退黄之效；佐车前草、白茯苓、泽泻、石韦、鸡内金助清热利尿，引湿热从小便而去，川牛膝利尿又兼活血之功；白术、桔梗以化痰，半枝莲、白花蛇舌草增强解毒之力。

治疗经过：服药 2 周后复诊，目黄、身黄明显减退，患者多尿，时有汗出、乏力，原方去柴胡、积雪草、石韦，加细辛 15g，熟附片 60g，肉桂 15g，制白附 30g，继服 2 周，诸黄退去，诸症好转。

按语：《黄帝内经》详细叙述了"黄疸"这一名称的来历，探讨了这种疾病形成的原因，描述了这种疾病的症状，《伤寒杂病论》对黄疸按照发病症状的不同进行了分类，并针对不同的症状提出了不同的治疗方案。《伤寒论·辨阳明病脉证并治》云："伤寒七八日，身黄如橘子色，小便不利，腹微满者，茵陈蒿汤主之。"《金匮要略·黄疸病脉证并治》云："谷疸之为病，寒热不食，食即头眩，心胸不安，久久发黄，为谷疸，茵陈蒿汤主之。"柯琴《伤寒来苏集·伤寒附翼》"茵陈蒿汤"条云："太阳、阳明俱有发黄症，但头汗而身无汗，则热不外越；小便不利，则热不下泄，故瘀热在里而渴饮水浆。然黄有不同，证在太阳之表，当汗而发之，故用麻黄连翘赤小豆汤，为凉散法。证在太阳阳明之间，当以寒胜之，用栀子柏皮汤，乃清火法。在阳明之里，当泻之于内，故立本方，是逐秽法。茵陈……能除热邪留结。佐栀子以通水源，大黄以除胃热，令瘀热从小便而泄，腹满自减，肠胃无伤。仍合'引而竭之'之义，亦阳明利水之奇法也。"

黄疸病因皆缘于邪热入里，与脾湿相合，湿热壅滞中焦。湿热壅结，气机受阻，故腹微满、恶心呕吐、大便不爽甚或秘结；无汗而热不得外越，小便不利则湿不得下泄，以致湿热熏蒸肝胆，胆汁外溢，浸渍肌肤，则一身面目俱黄、黄色鲜明；湿热内郁，津液不化，则口中渴。舌苔黄腻、脉沉数为湿热内蕴之征。治宜清热、利湿、退黄。茵陈蒿汤重用茵陈为君药，臣以栀子清热降火，通利三焦，助茵陈引湿热从小便而去；佐以大黄泄热逐瘀，通利大便，导瘀热从大便而下。

二十一、积聚

积聚乃积证与聚证的合称，指体内邪气结聚成块的一类疾病。积证，积块坚硬，推之不移，痛有定处，属血分；聚证，指肿块时聚时散，痛无定处，属气分。积聚的病名最早在《灵枢·五变》中已经提到："人之善病肠中积聚者，何以候之？……皮肤薄而不泽，肉不坚而淖泽，如此则肠胃恶，恶则邪气留止，积聚乃作。"现代医学中机体不同部位的结节、肌瘤、息肉、囊肿等都属于积聚的广义范畴，狭义积聚则仅限于腹中结块。积聚为病，病位较深，病程较长，病机复杂，其发生本于机体受邪，邪气久客脏腑、羁于经脉，其本在气，其末在瘀、在水、在寒，本质属营卫失调、虚处留邪。

临床案例

盛某，女，24 岁。2023 年 2 月 18 日初诊。

主诉：腹部肿块 4 年余。

现病史：患者 4 年前扪及腹部肿块，无恶心呕吐、腹痛腹泻等其他不适，于外院就诊。查腹部 CT：腹部肿块大小为 20cm×15cm×12cm。于 2019 年 7 月 19 日行腹部手术，因肿瘤巨大，难以切除，故行"剖腹探查＋腹膜后肿瘤活检术"。基因检测显示 CTNNB1 基因第 3 号外显子突变。查病理示梭形细胞病变，符合侵袭性纤维瘤病。肠镜：直肠息肉；病理：神经内分泌肿瘤，G1。查遗传性肿瘤基因检测示：该突变是一个疑似致病突变。予"伊马替尼 400mg/ 天"治疗。后间断行质子重离子放疗和"伊马替尼 400mg/ 天"治疗，未见明显缓解，遂就诊于我科门诊。现症见：腹部肿大，腹痛，无腹泻呕吐，无胸闷头晕，时有胃胀，月经量可，行经时腹痛，纳可，寐欠佳，二便可。

查体：血压 125/79mmHg，心率 85 次 / 分。腹部扪及巨大肿块，无明显压痛，舌深红，苔白腻，脉弦涩。

辅助检查：2020 年 7 月 15 日复查腹部、盆腔 CT 平扫和增强示：盆腔及下腹部巨大软组织占位，符合侵袭性纤维瘤病表现，大者截面大小约 12.0cm×9.3cm，较 2020 年 3 月 10 日略缩小，侵犯左侧输尿管中下段及左侧髂血管，左侧尿路积水，左侧盆腔稍大淋巴结，盆腔皮下静脉曲张；右侧卵巢稍大。

西医诊断：侵袭性纤维瘤病。

中医诊断：积聚病。气滞血瘀证。

治疗原则：活血逐瘀，行气消积。

选方：荡胞饮加减。

柴胡 18g，肉桂 15g，醋鳖甲 18g，赤芍 9g，牡丹皮 9g，木香 18g，草豆蔻 15g，炒刺猬皮 15g，益母草 30g，荆芥 18g, 川芎 30g, 当归 12g, 红花 9g, 川牛膝 15g, 半枝莲 15g, 白花蛇舌草 15g, 蜜麸炒枳壳 9g, 桔梗 15g, 燀桃仁 18g, 牡蛎 30g, 土茯苓 30g, 薏苡仁 30g, 地黄 15g, 桂枝 18g。

14 剂，水煎服，每日 1 剂，早晚分服。

方解：方用柴胡疏肝行气、升举阳气，牛膝引血下行，一升一降达升降平衡。肉桂、木香、豆蔻、刺猬皮、枳壳温中理气止痛。益母草、赤芍、牡丹皮、荆芥、川芎、红花、桃仁共用行活血化瘀之功。当归、地黄滋阴补血活血。鳖甲、牡蛎散结消积。土茯苓、薏苡仁、半枝莲、白花蛇舌草共奏清热解毒之效。桔梗化痰，桂枝助阳化气。诸药共用达活血逐瘀、行气消积之功。

治疗经过：服用 2 周后去木香、荆芥、川芎、半枝莲、白花蛇舌草、枳壳、桔梗、土茯苓、薏苡仁，加土鳖虫、水蛭、大黄、荔枝核、盐橘核、五灵脂、生蒲黄服用 3 月。3 月后患者腹痛明显缓解，腹部肿块减小，复查腹部、盆腔 CT 示：盆腔及下腹部巨大软组织占位，符合侵袭性纤维瘤病表现，大者截面大小约 8.3cm×6.2cm，较 2020 年 7 月 15 日缩小。

按语：在古代书籍中常见到癥瘕积聚并称的现象，《黄帝内经》认为"积"的产生与络脉损伤有关。《灵枢·百病始生》云："厥气生足，生胫寒，胫寒则血脉凝涩，血脉凝涩则寒气上入于肠胃，入于肠胃则䐜胀，䐜胀则肠外之汁沫迫聚不得散，日以成积。猝然多食饮，则肠满，起居不节，用力过度，则络脉伤，阳络伤则血外溢，血外溢则衄血，阴络伤则血内溢，血内溢则后血。肠胃之络伤则血溢于肠外，肠外有寒，汁沫与血相搏，则并合凝聚不得散，而积成矣。"意思是当脏腑周围的络脉发生损伤时，络中之血会溢于外，在寒的前提下，与体外津液凝结，形成积。《灵枢·水胀》云："石瘕生于胞中，寒气客于子门，子门闭塞，气不得通，恶血当泻不得泻，衃以留止，日以益大，状如怀子。"这里的"石瘕"是种妇科癥瘕。原文中"气不得通，恶血当泻不得泻，衃以留止"是石瘕形成的直接原因。《灵枢·卫气失常》曰："血气之输，输于诸络。"《灵枢·脉度》亦曰："故阴脉荣其脏，阳脉荣其腑，如环之无端，莫知其纪，终而复始。其流溢之气，内溉脏腑，外濡腠理。"脏腑所生气血随经脉分布至于胞宫附近，然后又随经脉发出的络脉分支深入于胞宫内外，胞宫络脉通畅，故能下泻有时。胞宫络脉阻塞，血气输布不畅，当泻而不得泻，正常气血变成恶血，反过来更加堵塞络脉，又加之流走之新血，日益凝滞其上，使其凝聚增大，逐渐成为瘕。

积聚的主要致病因素为气滞、痰浊、血瘀、食积，病机为中气亏败，健运失常。积聚的治疗初期以攻邪为主，中期可攻补兼施，末期须养正除积。临证可综合运用辛温甘苦之药。"辛以散之""温则消而去之"，温以守内而不凝，散以行外而不滞，辛温药相配合，有散瘀血、达郁气、散坚结、祛寒邪之效，瘀血散，郁气达，痰结散，则可消已成之积聚。祛寒邪，温阳气，又可防止积聚的形成。"苦者，能泄，能燥，能坚。"坚即坚阴，坚阴即顾护人体津液，防辛温之剂伤人体阴液，尚可泻下消积，治疗饮食之积。《医学原理》论述积聚的基本病因是中气亏败，健运失常。"甘者，能补，能和，能缓。"健补中焦脾胃，杜绝寒湿生成之源，脾胃健运而痰湿不生，积聚无生成之源。

二十二、鼓胀

　　鼓胀系指肝病日久，肝脾肾功能失调，气滞、血瘀、水饮停于腹中所导致的以腹胀大如鼓、皮色苍黄、脉络暴露为主要临床表现的一种病证。历代医家对本病的防治十分重视，把它列为"风、痨、鼓、膈"四大顽症之一，说明本病为临床重症，治疗上较为困难。鼓胀可见于西医学的肝硬化腹水，包括肝炎后性、血吸虫性、胆汁性、营养性、中毒性等造成的肝硬化之腹水期，其他如腹腔内肿瘤、结核性腹膜炎等疾病也属于此范畴。鼓胀的病因包括情志所伤，酒食不节，感染疫病，黄疸、积证失治及脾肾亏虚等。其病机为肝、脾、肾三脏功能失调，气滞、血瘀、水饮停于腹中。整体来看，鼓胀病势较缓，若在半月至一月之间不断进展，为缓中之急，多为阳证、实证；若迁延数月，则为缓中之缓，多属阴证、虚证。鼓胀以气滞为主者，称为"气鼓"；以血瘀为主者，称为"血鼓"；以水停为主者，称为"水鼓"。

临床案例

戴某，男，15岁。2023年8月10日初诊。

主诉：结肠恶性肿瘤术后2个月。

现病史：患者2个月前因大便色黑就诊于外院，经腹部CT、胃肠镜检查后诊断为结肠恶性肿瘤，行手术切除治疗。1周后出现腹水，未予系统诊治。现症见：腹部胀大如鼓，皮色苍黄，口干口苦，纳差，食少，四肢无水肿，乏力，寐欠佳，小便少，大便结。

查体：血压132/82mmHg，心率101次/分。舌胖大、边有齿痕，水滑苔，脉滑数无力。

辅助检查：于我院行腹腔彩超示所见肝脏质地欠均匀伴门静脉连续性欠佳；胆囊未显示；腹腔大量积液。

西医诊断：①结肠恶性肿瘤术后。②腹腔积液。

中医诊断：鼓胀。水热蕴结证。

治疗原则：清热利湿，攻下逐水。

选方：中满分消丸加减。

龙葵30g，半枝莲30g，梅花12g，制香附9g，蜜麸炒枳壳9g，泽泻18g，白茯苓15g，白茅根30g，芦根30g，党参15g，赤芍9g，生白术15g，干姜15g，乌药18g，草果仁15g，苦参30g，制半夏36g，黄芩9g，黄连15g，炙甘草9g。

14剂，水煎服，每日1剂，早晚分服。

方解：方中黄芩、黄连、茯苓、泽泻、苦参清热利尿，龙葵、半枝莲清热解毒利尿，同时有抑制肿瘤之效；佐以半夏、干姜辛开散结；香附、枳壳、梅花、乌药、草果仁以疏肝行气，温中除胀；芦根、白茅根利尿又生津；赤芍活血化瘀；党参、白术以培补中气，使脾健方能化湿；甘草调和诸药。

治疗经过：患者服药2周后胃纳好转，饮食增多，腹胀有所减轻，小便增多，仍大便结。原方去党参，加人参、黄芪补中益气，鸡内金健胃消食，槟榔、泽漆行气利水，熟大黄、商陆利水泄热通便。服药3个月后腹部胀大明显减小，食欲好转，四肢有力，二便可。

按语：鼓胀，又名"臌胀"，其病名最早见于《黄帝内经》。《灵枢·水胀》记载道："鼓胀何如？……腹胀，身皆大，大与肤胀等也，色苍黄，腹筋起，此其候也。"《医学衷中参西录·医论》曰："所以血臌之证初起，多兼水与气也。"气滞水停日久，则血行受阻。《金匮要略》又曰："血不利则为水。"鼓胀中期湿热之邪与瘀血胶着难分，腹中瘀水互结更甚。《丹溪心法·卷三·鼓胀》曰："清浊相混，隧道壅塞，郁而为热，热留为湿，湿热相生，遂成胀满。"鼓胀治疗的基本原则为行气利水化瘀。鼓胀病程长，易湿郁化热，兼以清热解毒，健脾运胃，方能取得良效。

《素问·至真要大论》指出："诸湿肿满，皆属于脾。"恶性肿瘤患者久病多正气虚耗，脾脏失养，营血化生不足，而引起气机不畅，水道不通，血脉阻滞，气、血、水运行受阻，瘀血内生，水液失化，脉外之津液不得渗于脉内，脉内之津液不能循环流注，潴留于腹而发为鼓胀。故临床治疗癌性腹水的患者，应在调理脾胃的基础上，根据患者的证候灵活组方，调节五脏平衡，才能达到更好的疗效。因此方中用药清热利水、行气通便的同时，以人参、黄芪、白术培补中气亦是关键。

二十三、瘿病

瘿病是由于情志内伤，饮食及水土失宜等因素引起的，以气滞、痰凝、血瘀壅结颈前为基本病机，以颈前喉结两旁结块肿大为主要临床特征的一类疾病。可见于西医学的单纯性甲状腺肿、甲状腺功能亢进、甲状腺肿瘤，以及慢性淋巴细胞性甲状腺炎等疾病。气滞痰凝壅结颈前是瘿病的基本病机，初起多实，病久则由实致虚，以阴虚、气虚为主，其中以心、肝阴虚尤为多见，从而成为虚实夹杂的证候。理气化痰、消瘿散结为基本治则。

临床案例

蔡某，女，47岁。2021年3月27日初诊。

主诉：发现甲状腺结节1月余。

现病史：患者2021年3月因颈部不适就诊于我院。查甲状腺彩超示：甲状腺弥漫性病变，桥本甲状腺炎可能；甲状腺双侧叶实性结节，TI-RADS 3级。甲状腺全套：抗甲状腺球蛋白抗体466.51U/mL，促甲状腺激素1.678mU/L，抗甲状腺过氧化物酶抗体 4.42U/mL。现症见：心烦易怒，时有胸闷，失眠多梦，口干，纳食可，大便偏干。

查体及实验室检查：血压 120/80mmHg，心率 72 次 / 分，舌质暗红，舌下络脉青紫，苔薄黄，脉弦。无突眼，甲状腺Ⅰ度肿大，质地较韧，无压痛。心肺检查未见异常。腹部检查未见异常。

西医诊断：①甲状腺结节。②桥本甲状腺炎。

中医诊断：瘿病。肝经郁热，痰瘀互阻证。

治疗原则：化痰散结，泻火逐瘀。

选方：八味逍遥散加减。

牡丹皮 12g，栀子 9g，柴胡 18g，当归 12g，白芍 15g，茯苓 15g，白术 15g，玄参 15g，生牡蛎 30g（先煎），法半夏 12g，厚朴 9g，莪术 15g，夏枯草 9g，炙甘草 6g，薄荷 10g（后下），煨生姜 6g。

7 剂，水煎服，每日 1 剂，早晚餐后分服。

方解：方中柴胡，味辛、苦，性微寒，味薄气升，可调畅肝经的气机，解除其郁滞状态，故为君药。当归补血和血，调经止痛；白芍养血敛阴，平抑肝阳；牡蛎平肝潜阳，镇惊安神。当归、白芍两药相配，补血活血以涵养肝木，柔肝养肝，恢复其"体阴而用阳"的生理特性，与牡蛎共为臣药。茯苓、白术健脾祛湿以培土，恢复其运化之功；薄荷性浮味凉而上升，入肝经，为药中春升之令，能解郁散气，清透肝经郁热；煨生姜温胃和中；炙甘草调和诸药，共为佐使。加上半夏、厚朴化痰散结，莪术破血行气，玄参滋阴降火，牡丹皮、栀子、夏枯草清三焦之火邪、凉血活血。全方配伍，共奏清热活血、疏肝健脾之功，此诸药合用，肝脾同调，心身同治，使郁热得清，痰瘀得除，脾虚得补，瘿病自消。

治疗经过：患者服药 7 剂后诉心烦胸闷减轻，颈部不适感仍有但较前减轻，口干仍有，便干好转。上方将栀子减为 6g，加石斛、麦冬，服 1 个月后口干好转。3 个月后，患者自诉颈部不适好转，无明显不适症状。

按语：甲状腺结节多见于女性，常伴有性情急躁易怒、喜太息、颈部不适感，胸闷，纳差，舌质暗或紫，舌下络脉青紫，苔薄白或黄，脉弦或涩。女子以肝为先天，故瘿病多与长期情志不畅致肝失疏泄、气机郁结有关，但颈部痰浊、郁火、瘀血等病理产物的停聚才是瘿病形成的核心病机。在临床诊治中应紧抓甲状腺结节"痰、火、瘀"的核心病机特点，以"化痰散结、泻火逐瘀、疏肝解郁"为核心治法，恢复气、血、津液的正常运行，限制甲状腺结节的生长发展，缩小结节，甚至清除结节。

八味逍遥散又称丹栀逍遥散，出自明代薛己《内科摘要》，是以《太平惠民和剂局方》中逍遥散为基础方加牡丹皮、栀子组成，功效为疏肝解郁、健脾和营、清散郁热。肖教授在应用丹栀逍遥散治疗甲状腺相关疾病时，常加夏枯草，且剂量稍大。夏枯草入肝经，可解郁热、散瘿结，《神农本草经》记载该药"主寒热瘰疬，鼠瘘，头疮，破癥，散瘿，结气，脚肿，湿痹"。若心悸失眠较甚者加酸枣仁养心安神；痰气郁结瘿肿明显者，加香附、海浮石行气化痰消肿；阴虚火旺者加玄参滋阴降火；手指颤抖者加生石决明、钩藤、蒺藜平肝息风。根据症状、证型，加减用药，临床疗效显著。

二十四、水肿

水肿指因感受外邪、饮食失调或劳倦过度等，使肺失宣降通调，脾失健运，肾失开阖，膀胱气化失常，导致体内水液潴留，泛滥肌肤，以头面、眼睑、四肢、腹背甚至全身浮肿为临床特征的一类病证。可见于西医学的急慢性肾小球肾炎、肾病综合征、充血性心力衰竭、内分泌失调及营养障碍等疾病出现的水肿。水肿的病机属本虚标实，肺、脾、肾三脏气化不利，三焦决渎失职，导致水液代谢异常；病因包含外感风寒湿热之邪，水湿浸渍，疮毒浸淫，饮食劳倦，久病体虚等。根据其发病原因和临床表现，水肿可分为阳水和阴水两大类。阳水多因外感风邪、湿热内蕴所致，表现为浮肿起病急骤、皮肤光亮、按之凹陷易复；阴水则多因脾肾阳虚、水湿内停所致，表现为浮肿起病缓慢、皮肤晦暗、按之凹陷不易复。但应注意，阳水和阴水之间在一定条件下亦可互相转化。

临床案例

张某，男，52岁。2023年4月15日初诊。

主诉：全身浮肿伴乏力 2 周。

现病史：患者自 2023 年 4 月初开始出现全身浮肿，尤以双下肢为甚，伴有乏力、气短、纳差、小便量少。曾在外院就诊，查 24 小时尿蛋白定量为 5.5g，血清总蛋白 22g/L，总胆固醇 7.49mmol/L。肾功能检查未见明显异常，考虑为"肾病综合征"，予泼尼松口服及利尿后，尿蛋白较前减少，全身浮肿改善，双下肢水肿仍有。现症见：患者双下肢浮肿，按之凹陷，四肢乏力，伴腰酸，夜尿频，小便泡沫量多，纳少。

查体及实验室检查：血压 150/85mmHg，心率 76 次 / 分，舌质淡胖，苔白腻，脉沉细。全身浮肿明显，尤以下肢为甚，皮肤按之凹陷不易复。心肺检查未见异常。腹部检查未见异常。

西医诊断：肾病综合征。

中医诊断：水肿。肾阳亏虚证。

治疗原则：温肾助阳，化气行水。

选方：真武汤加减。

熟附子 9g，茯苓 15g，白术 15g，白芍 15g，生姜 9g，黄芪 45g，泽泻 18g，桂枝 12g，砂仁 9g，大枣 15g，炙甘草 6g。

7 剂，水煎服，每日 1 剂，早晚餐后分服。

方解：方中附子温阳化气，振奋脾肾之阳，为君药；泽泻助茯苓、白术利湿，白芍养血柔肝，生姜温中散水，共为臣药；黄芪益气固表，砂仁行气醒脾，防补药滋腻碍胃，桂枝通阳化气，大枣调和营卫，炙甘草调和诸药，共为佐使。全方配伍，共奏温阳化气、健脾利湿之功，使水湿得以消散，水肿得以缓解。

治疗经过：患者服药7剂后诉浮肿有所减轻，乏力、气短好转，食欲改善，腰酸仍有。上方加菟丝子、党参，继续服用1个月后，患者全身浮肿基本消退，乏力等症状明显改善，尿常规检查蛋白尿减少，血清总蛋白有所回升。3个月后，患者病情稳定，未再出现明显浮肿。

按语：肾病综合征是肾内科常见病。中医学认为本病大多数属于先天禀赋不足，肾阳亏虚，失其温煦，膀胱气化失常，水湿内停，久病入络所致，甚者还可并发胸水、腹水等病症。《黄帝内经》提出了水肿的治疗方法，量其轻重缓急采取发汗、利尿等措施。张仲景在《伤寒杂病论》中提出病因为肾阳不足，不能温煦脾脏，脾虚水困，阳虚不能推动寒湿之邪外出，寒湿阻滞经络，故提出了温阳利水的治疗方法，沿用至今。《伤寒论·辨少阴病脉证并治》记载："少阴病，二三日不已，至四五日，腹痛，小便不利，四肢沉重疼痛，自下利者，此为有水气，其人或咳，或小便利，或下利，或呕者，真武汤主之。"真武汤由茯苓、芍药、白术、附子、生姜五味组成。其功效为温阳利水，是治疗脾肾阳虚、水气内停的经典方剂。纵观全方，组方特点有二：一是温阳药与利水药配伍，温补脾肾之阳以治其本，利水祛湿以治其标，标本兼顾，扶正祛邪；二是补阳药与养阴药同用，使温阳而不伤阴，益阴而不留邪，阳生阴长，刚柔相济，阴平阳秘，则诸症可愈。

在治疗过程中应注意，肾病综合征多伴发血栓栓塞、高脂血症，与中医瘀血、湿浊等标邪相对应，故瘀血和湿浊贯穿肾病综合征疾病全程。瘀血易入肾络，而湿浊之性重浊，黏滞缠绵，有"湿邪不除，蛋白难消"之说，此二者是导致肾病综合征蛋白尿难愈的重要病理因素，在辨治中需应用化瘀通络和利湿化浊之"通"法以消除病邪。

二十五、淋证

淋证是以小便频数、短涩淋沥、小腹拘急引痛为主症的疾病，根据病机和症状的不同，临床上一般分为热淋、石淋、血淋、气淋、膏淋五种类型。若外感湿热，或脾湿郁热客于下焦，膀胱气化不利，小便频数热痛，为热淋，多伴有尿路灼热刺痛，口苦，便秘，舌质红，苔黄腻。若湿热久蕴，酿而成石，遂致石淋，多见尿中带有砂石，堵塞尿路，刺痛难忍，苔白或黄腻，脉弦数。若湿热伤及血分，迫血妄行，或久病阴虚火旺而致脉络损伤，尿中带血，为血淋，多舌红少苔或苔黄腻，脉细数。若年老肾气不足，膀胱气化无权，出尿艰涩，余沥不尽，为气淋，多伴有少腹及会阴部胀痛不适，小便断续，神疲少气，舌质淡，脉细弱。若久病脾肾两虚，以致清浊不分，小便浑浊如米泔，为膏淋，多伴排尿不畅，口干，苔白微腻，脉濡数。

临床案例

程某，男，32岁。2021年12月25日初诊。

主诉： 小便频急不爽，尿道灼热刺痛2天。

现病史： 患者2天前喝酒、吃烧烤后出现小便频急不爽，尿道灼热刺痛，尿后余沥不尽，尿色黄赤浑浊，泡沫多、上有浮油，可闻及异味，少腹拘急、坠胀不适，腰酸乏力，口干口苦，大便黏滞不爽。

查体及实验室检查： 尿常规检查示，隐血（++），白细胞酯酶（+++），红细胞142/μL，白细胞349/μL，细菌2887/μL。舌红，苔黄腻，脉滑数。

西医诊断： 尿路感染。

中医诊断： 热淋。膀胱湿热证。

治疗原则： 清热祛湿，利水通淋。

选方： 四妙散合八正散加减。

苍术6g，黄柏9g，车前草15g，制大黄6g，瞿麦15g，萹蓄15g，薏苡仁15g，川牛膝15g，茵陈10g，甘草3g，栀子9g，蒲公英15g。

7剂，水煎服，每日1剂，早晚餐后分服。

方解： 方以四妙散合八正散加减。黄柏性沉降，苦寒，长于清下焦湿热，为君药；苍术辛散苦燥，健脾燥湿之功显著，为臣药；二药相配，共奏清热燥湿、健脾之功效，标本兼顾。薏苡仁淡渗利湿，牛膝补益肝肾，强壮筋骨，兼引药力下行，为佐使药。八正散中萹蓄、瞿麦、车前草、茵陈、蒲公英味苦性寒，清利膀胱湿热，有利小便、祛淋浊的功效；栀子清利三焦，制大黄泄热通便，使邪有出路；甘草调和诸药。全方清利下焦湿热，降心火以利小肠，泄湿热而走大肠，有疏凿分消之功。

治疗经过：二诊患者尿频、尿痛缓解，尿色转淡，大便通，自觉口干，舌偏红，苔薄黄，脉细数。上方去大黄，加白术 15g，茯苓 15g，健脾利湿；加沙参 15g，麦冬 15g，养阴生津。续服 7 剂后，患者尿频、尿痛诸症消失。

按语：淋证是以小便频数、淋沥刺痛、欲出未尽，小腹拘急或痛引腰腹为主症的病证。"淋证"的病名始见于《黄帝内经》，《素问·六元正纪大论》称之为"淋闷"，并有"甚则淋""其病淋"等记载。《顾松园医镜》云："淋者，欲尿而不能出，胀急痛甚，不欲尿而点滴淋沥。"这与临床症见尿频尿急、尿不尽、尿后滴沥、小便短涩疼痛的尿路感染表现如出一辙。本病病因以饮食劳倦、湿热侵袭为主，病位在肾与膀胱，主要病机是肾虚、膀胱湿热，气化失司。

本病初起多因湿热，久病者多因中气不足、肾气亏虚。故治疗淋证首先攻邪，以四妙散、八正散分利湿热，通利后又兼顾扶正，以白术、茯苓健脾利湿，沙参、麦冬养阴生津。故本案遵循此法，以四妙散、八正散清热利湿为基础，栀子利尿通淋、清利三焦；沙参、麦冬配牛膝滋补肝肾、清心降火，沙参、麦冬养阴生津，使利湿而不伤阴，牛膝引血下行，能导热下泄、利尿通淋；甘草补中，缓急止痛，调和诸药。

　　在辨证时，除要辨别淋证的不同类别外，还要详审证候的虚实。初起或在急性发作阶段，因膀胱湿热、砂石结聚、气滞不利所致，尿路疼痛较甚者，多为实证；淋久不愈，尿路疼痛轻微，见有肾气不足、脾气虚弱之征，遇劳即发者，多属虚证。实则清利，虚则补益，是治疗淋证的基本原则。实证有膀胱湿热者，治宜清热利湿；有热邪灼伤血络者，治宜凉血止血；有砂石结聚者，治宜通淋排石；有气滞不利者，治宜利气疏导。虚证以脾虚为主者，治宜健脾益气；以肾虚为主者，治宜补虚益肾。由于不同淋证之间和某些淋证本身的虚实之间可以相互转化，或同时兼见，因此在治疗淋证时，要谨守病机，辨证论治。

二十六、癃闭

　　癃闭指以排尿困难，点滴而下，甚至小便闭塞不通为主要表现的疾病。癃与闭都是排尿困难，只是程度上存在差异。其中，小便不利，点滴而出且量短少，病势较缓者，称为"癃"；小便闭塞，点滴全无，病势较急者，称为"闭"。癃闭可见于西医学中由各种原因引起的尿潴留和无尿症。本病多由老年肾气虚惫，命门火衰，不能鼓舞膀胱气化；或因中气不足，膀胱传送无力，此属虚证。若因中焦湿热下注膀胱，阻遏膀胱气化；或因跌仆外伤，以及下腹部经脉瘀滞而导致的，则属实证。虚证多伴有面色㿠白，神乏气弱，腰膝酸软，少气，大便不坚，舌淡，脉细无力或细缓。实证多伴有少腹胀急而痛，烦躁口渴，舌质红，苔黄腻，脉数。

临床案例

王某，男，76岁。2023年4月9日初诊。

主诉：渐进性排尿困难2年，反复尿潴留数次。

现病史：患者诉2年前开始出现排尿困难，点滴不畅，伴次数增多，时有排尿中断，下腹部胀闷不适，遂至外院就诊，接受导尿、抗炎等对症处理，其间使用盐酸坦索罗辛缓释胶囊、前列舒丸等药物控制病情（具体不详）。2023年3月1日再次出现排尿困难、闭塞不通，伴下腹部胀闷不适。查尿常规示：隐血（＋），白细胞16/μL，红细胞101/μL。B超常规检查（残余尿测定）示残余尿量约380mL。腹部B超检查示：双肾未见明显异常；双侧输尿管未见扩张；膀胱壁局部增厚、毛糙，膀胱结石；前列腺增大伴钙化灶形成。诊断为"前列腺增生、膀胱结石"。建议行导尿术及住院手术治疗，患者拒绝，要求药物保守治疗。用药后症状未见明显减轻，分别于2023年3月11日、2023年4月1日接受长期留置导尿管。现为求进一步治疗，来我院就诊。现症见：排尿困难，导尿管固定在位，口干口苦，肢体乏力，排便困难，纳寐尚可。

查体及实验室检查：双肾区叩击痛。查血常规、肾功能，均未见异常。舌质暗，苔薄白，脉沉弦。

西医诊断：①前列腺增生。②膀胱结石。

中医诊断：癃闭。阳虚水湿瘀滞，兼肝气郁结型。

治疗原则：温阳利水、疏肝行气，佐以活血补肾。

选方：真武汤合四逆散加味。

柴胡 15g，生姜 15g，白术 15g，枳实 15g，熟大黄 15g，燀桃仁 9g，桂枝 15g，炙甘草 6g，白芍 15g，附片 15g，茯苓 20g。

7 剂，水煎服，每日 1 剂，早晚餐后分服。

另予非那雄胺片 5mg 口服，每次 1 片，每天 1 次。

方解：真武汤始见于《伤寒论》，为温阳利水的代表方，有扶阳祛寒镇水之功。肾阳不足，故用附片，其性辛热，主入心、肾、脾经，能补阳益气、鼓动肾气。桂枝、生姜温阳化气，助附片补火温阳，二药结合，肾阳之虚得以补，气化功能得以复。三药合用，能壮元阳、消阴翳。茯苓甘淡平，利水渗湿；白术苦甘而温，健脾燥湿；二者旨在健脾利湿。白芍酸而微寒，缓急止痛，并利小便，且能制附子之燥。四逆散亦出自《伤寒论》，主治阳郁厥逆证、肝脾气郁证。方中柴胡入肝胆经，能条达肝气、升发阳气，透邪外出。白芍与柴胡合用，补养肝血、平肝止痛，可使柴胡升散而无耗伤阴血之弊。枳实理气解郁，与柴胡为伍，一升一降，加强舒畅气机之功，并奏升清降浊之效；与白芍相配，又能理气和血，使气血调和。甘草缓急和中。综合四药，使邪去郁解，气血调畅。久病必瘀，加桃仁活血化瘀，散水道不调之颓势，兼助通便；取大黄苦寒之性，以逐瘀通经、泻下通便。全方共奏温阳利水、疏肝行气之功，佐以活血通便。

治疗经过：二诊患者用药后口干口苦、乏力症状明显减轻，纳寐可，仍留置导尿管，大便稀。治疗谨守上法，继续予真武汤合四逆散加味，初诊方去熟大黄，7剂，煎服法同前；予非那雄胺片口服，服法同前。三诊患者小便无明显不适，要求拔出导尿管。继以温阳利水、疏肝行气，佐以泄浊化瘀治疗，予二诊方加泽泻10g，猪苓10g，7剂，煎服法同前；予非那雄胺片口服，服法同前，维持剂量。此后患者定期复诊，停用非那雄胺片，随症加减处方；4个月后随访，上症未见复发，且能排出砂粒样结石。

按语：癃闭之名首见于《黄帝内经》，亦谓之"水闭""小便闭""不得小便"。《诸病源候论·小便病诸候》曰："小便不通，由膀胱与肾俱有热故也。"《丹溪心法·小便不通》论述癃闭分"气虚、血虚、有痰、风闭、实热"等类型。癃闭病程漫长，易反复发作，其病位主要在膀胱，与肺、脾、肾、肝及三焦密切相关，病理演变总属本虚标实、虚实兼夹。本虚多见于肾阳虚损；标实多见于气滞、血瘀、湿浊互结，三者相互影响，互为因果，影响气机的升降运动，导致癃闭症状加重，成为虚中夹实之证。临证之际，应当定病位、辨虚实，首审癃闭之标本缓急，急则治标，采用导尿法、蒜泥敷脐或黄帝内针等外治法，诱导尿液的排泄，以缓解患者的痛苦；缓则治本，详察复杂之病机，掌握致病之源，随症加减，结合按摩、热敷等外治法辅助治疗，效果更佳。

本案患者年事已高，脏腑功能减退，肾阳衰微，下元虚惫，温煦失职，无力蒸腾气化，膀胱气化失司，则阳虚阴结，津不上承，故水道不通，尿不得出，口干不欲饮。肾五行属水，肝属木，水生木，肝郁则疏泄不利，子病犯母，肾水开阖失司，发为小便不利，兼见脉象沉弦。木郁则亢，木能侮肺金，故肺之宣发、肃降功能失常，水道不通，水液不能下输膀胱，则小便不通。此时病位虽在膀胱，实乃肝气壅滞，令上窍不通，则下窍不利。本案患者久病，气血阴阳失衡，中气不足，脾气下陷，致小肠泌别清浊功能失常，因而水谷精微不升、糟粕不降，出现二便异常。病久必瘀，瘀血败精内停，阻滞下焦水道，壅遏尿道，水液骤停，故小便失常。四诊合参，中医辨证为阳虚水湿瘀血滞留，兼夹肝气郁结。由于阴阳相互依存，无阳则阴无以生，无阴则阳无以化，且气化作用贯穿于机体水液代谢的始终，故"治水者必先治气"，调和阴阳，用真武汤合四逆散加味治疗。

二十七、遗精

遗精指因脾肾亏虚，精关不固，或火旺湿热，扰动精室所致的以不因性生活而精液频繁遗泄为临床特征的病证。可见于西医学的神经衰弱、前列腺炎等引起的遗精。本病发病因素比较复杂，主要有房事不节，先天不足，用心过度，思欲不遂，饮食不节，湿热侵袭等。遗精有梦遗、滑精之分。因梦而泄称为梦遗，无梦而泄，甚至清醒时精液自出者称为滑精。本病以遗精频繁，排精量较多为主证，并伴有头痛、失眠、疲乏、腰酸等兼证。梦遗为梦境纷纭，阳事易举，遗精有一夜数次，或数夜一次，或兼早泄，伴有头晕、心烦少寐、腰酸耳鸣、小便黄，舌质偏红，脉细数。滑精为无梦而遗，甚则见色流精，滑泄频仍，伴有腰部酸冷、面色㿠白、神倦乏力，或兼阳痿、自汗、短气，舌淡苔白，脉细或细数。

临床案例

吴某，男，28 岁，未婚。2023 年 11 月 13 日初诊。

主诉：遗精 2 年余。

现病史：患者自诉 2 年前出现频繁遗精，伴五心烦热、腰膝酸软无力、夜间汗出难止，近 2 年来上述症状有加重趋势，遗精 3～4 天 1 次。青春期手淫频繁，尝试戒除未果，否认高血压、高血脂、高血糖及其他特殊疾病史和服药史。现症见：腰膝酸软，烦热盗汗，口干欲饮，夜寐不安。

查体及实验室检查：查体未见异常。舌质红，少苔，脉细数。

西医诊断：遗精。

中医诊断：遗精。心肾不交证。

治疗原则：交通心肾，固精止遗。

选方：三才封髓丹加味。

生牡蛎（先煎）、生龙骨（先煎）各 30g，天冬、生地黄、党参、黄柏、茯苓各 15g，五味子 10g，生甘草、砂仁（后下）各 6g。

7 剂，水煎服，每日 1 剂，早晚分服。

方解： 黄柏性寒味苦能坚阴，功擅下行泻相火，为君药。天冬养阴生津，以生地黄易熟地黄滋阴清热，党参健脾益气，三药并用，天地安位，参赞居中，共为臣药。甘草、茯苓配伍党参补益中焦脾土，中焦安则肾水宁，封藏自有度。砂仁性味辛温，温中行气，润益肾水。龙骨、牡蛎二药潜镇摄纳，镇静安神，并投五味子、茯苓等安神之品，旨在阴阳相交，神归于舍，诸药功效各异，均为佐药。甘草有调和诸药之功，为使药。

治疗经过： 二诊患者诉 1 周未遗精，五心烦热、口干等症状缓解，盗汗仍存。在初诊方基础上加稆豆衣 10g 增强止汗之力。三诊患者诉遗精 1 次，前症悉减，心情舒畅，舌红，苔薄，脉细数。考虑到患者阴虚明显，故于二诊方基础上加知母 10g，女贞子 15g，补益肝肾、滋阴润燥，以图长效。服药 1 个月后，经随访，患者遗精得愈，诸症皆除。

按语： 关于本病的记载始见于《黄帝内经》。《灵枢·本神》云："是故怵惕思虑者则伤神，神伤则恐惧，流淫而不止。……恐惧而不解则伤精，精伤则骨酸痿厥，精时自下。"叙述了遗精的病因。遗精之证，在《金匮要略》中称"失精"和"梦失精"。《诸病源候论·虚劳病诸候》指出本病的病机有肾气虚弱和见闻感触等："肾气虚弱，故精溢也。见闻感触，则动肾气，肾藏精，今虚弱不能制于精，故因见闻而精溢出也。"

此案患者手淫过频，耗伤肾阴，水不上承，心火偏亢，水火失济，故精液遗泄失常。五心烦热、盗汗、口干为阴虚火旺、肾水不足之象，腰膝酸软、烦热、夜寐不安为心火亢盛之象，综合患者诸症，辨证为阴虚火旺、心肾不交。治当交通心肾、固精止遗，故选三才封髓丹加减治之。诸药并用，使得心火得降，肾水上承，心肾相交，遗精得止。二诊时，患者盗汗仍存，故加稆豆衣养阴止汗，标本兼治。三诊时，患者诸症改善，然患者手淫多年、遗精频繁已久，结合舌象、脉象，考虑患者阴虚明显，不可急求，只可缓图，故加知母、女贞子滋养肾阴，以图长效。用方配伍得当，方证相应，共奏交通心肾、固精止遗之功。年轻患者患本病多与不良生活习惯及对本病认知不全有关，治疗的同时辅以心理疏导和体育锻炼，疗效更佳。

二十八、郁证

郁证是指由于情志不舒、气机郁滞导致的以心情抑郁、情绪不宁、胸胁胀痛，或易怒易哭，或咽中如有异物梗塞等为主要临床表现的病证。可见于现代医学中的神经衰弱、癔症及焦虑症，也可见于更年期综合征及反应性精神病。病因上郁证主要与郁怒、忧思、恐惧等七情内伤，气机郁滞，导致肝失疏泄、脾失健运、心失所养，以及脏腑阴阳气血失调有关。在病理性质上，郁证初起多属实证，以气滞为主，常兼有湿、瘀、火、痰、食等病理变化，病久则易由实转虚，或见虚实夹杂，形成心、脾、肝、肾亏虚的不同病变。实证病程较短，表现为精神抑郁，胸胁胀痛，咽中如有物梗塞，时欲太息，舌红苔黄，脉弦或滑；虚证则病已久延，症见精神恍惚，心神不宁，心慌，虚烦不寐，悲忧善哭，舌淡苔薄白，脉细数。

临床案例

李某，女，45岁。2023年5月18日初诊。

主诉：胸闷伴眩晕3月余。

现病史：患者因近期情志不畅，出现反复胸闷如窒，偶发偏头痛，伴眩晕耳鸣，声如蝉鸣，安静时愈发明显。易无故动怒，胸中满闷，自觉咽中有物梗阻，难以吐出。于外院就诊，诊断为"焦虑状态"，予口服药物治疗。现症见：胁肋胀痛，痛无定处，善太息，咽中梗阻，时有耳鸣，口干口苦，脘闷嗳气，不思饮食，大便干结，夜寐欠安。

查体：血压130/79mmHg，心率98次/分。舌淡，苔白腻，脉弦滑。甲状腺检查未见明显异常。

西医诊断：焦虑症。

中医诊断：郁证。气郁化火型。

治疗原则：疏肝解郁，宁心散结。

选方：舒肝活络饮加减。

柴胡18g，生牡蛎30g（先煎），香附、乌药、郁金、苍术、厚朴、枳壳、广木香各9g，白芍、当归、冬瓜子各12g，首乌藤、合欢皮各30g。

14剂，水煎服，每日1剂，早晚分服。

方解：柴胡疏肝解郁、和解表里、祛瘀泄热，生牡蛎化痰软坚、清热除湿，二药同用，一升一降，一散一收，可调畅气血，解郁散滞，既舒肝开郁、化瘀解凝、软坚利水，又泄浊排毒、推陈致新，为本方君药。木香、郁金调气活血、疏肝和胃、顺气消瘰，香附行血中之气，乌药和气中之血，一气一血，四味合用，能使内外通泰而百脉自和。白芍、当归养血柔肝活血、利胆泄热、平抑肝阳。苍术、厚朴、枳壳温中燥湿、宽胸利膈、散满行滞。冬瓜子通经利尿、健脾渗湿、泄浊解毒。首乌藤、合欢皮安神助眠。

治疗经过：患者服药 1 个月后，胸胁胀满有所好转，加用酸枣仁安神助眠，旋覆花理气，服药三月后，诸症好转。

按语：《素问·举痛论》有"百病生于气"之语，《素问·至真要大论》曰："疏其血气，令其条达，而致和平。"《金匮要略·妇人杂病脉证并治》篇中提出了"脏躁"及"妇人咽中如有炙脔"。《医碥》曰："百病皆生于郁。"而木郁是五郁之首，气郁乃六郁之始，肝郁为诸郁之主。郁证多因肝郁情志不畅，气机阻滞，无力推动血行，气血失调，血瘀心脉脑络，神明失主而致。现代医家治疗郁证多注重调肝理气，并取得了良好的效果。"医者善于调肝，乃善治百病"，治疗郁证，重在调肝，方用舒肝活络饮加减，该方重在疏肝理气，解郁散结，对肝气郁结较重，甚至化火者效果较好。方中柴胡可疏肝解郁，《神农本草经》曰："苦平，主心腹，去肠胃中结气，饮食积聚，寒热邪气，推陈致新。"生牡蛎可滋阴潜阳，固精软坚。《本草经疏》谓郁金"本入血分之气药"，"能降气，气降即是火降，而其性又入血分，故能降下火气，则血不妄行"。首乌藤、合欢皮又能起到安神助眠的作用。全方以气药为主，重在解郁疏肝，调畅气机，精气充足，气机流畅，夜寐安，二便调，诸郁自解。

二十九、血证

由多种原因引起火热熏灼或气虚不摄，致使血液不循常道，或上溢于口鼻诸窍，或下泄于前后二阴，或渗出于肌肤所形成的疾患，统称为血证。也就是说，非生理性的出血性疾患，统称为血证。早在《黄帝内经》时期，医家已对血的生理特点及病理变化有了较深入的认识。《备急千金要方》收载了一些确有良效的治疗血证的方剂，至今仍被广泛应用的犀角地黄汤即首载于该书。《济生方·失血论治》认为失血可由多种原因导致："所致之由，因大虚损，或饮酒过度，或强食过饱，或饮啖辛热，或忧思恚怒……"而对于血证的病机，则强调因热者多。《血证论》是论述血证的专书，对各种血证的病因病机、辨证论治均有许多精辟论述，该书所提出的止血、消瘀、宁血、补血的治血四法，是通治血证之大纲。血证是涉及多个脏腑组织而临床又极为常见的一类病证。

临床案例

张某，女，35 岁。2024 年 5 月 18 日初诊。

主诉：反复发作性全身紫斑 1 年余。

现病史：一年前，患者无意中发现左下肢有一紫斑，如硬币大，不痒不痛，数日后，四肢及颜面部相继出现多处紫斑，在某医院确诊为"血小板减少性紫癜"。一年来，全身紫斑反复发作、时轻时重，屡服中西药物效果均不理想。现症见：面色萎黄，食少乏力。

查体：血压 120/60mmHg，心率 80 次 / 分。舌质淡紫，苔黄白相兼，脉细涩。

西医诊断：血小板减少性紫癜。

中医诊断：紫斑。气不摄血证。

治疗原则：益气统摄，活血止血。

选方：升麻鳖甲汤加减。

升麻 20g，雄黄 1g（冲），鳖甲 15g，当归 8g，蜀椒 5g，甘草 12g，黄芪 30g，党参 15g，炒白术 15g。

14 剂，水煎服，每日 1 剂，早晚分服。

方解：本方用大量升麻、甘草，旨在清热解毒。升麻伍以蜀椒解肌发汗，复用鳖甲、当归和血祛瘀，雄黄攻毒。此紫斑乃病程日久，正气损伤，气虚失摄，血溢肌肤，瘀滞不行所致，故予以黄芪、党参扶补正气，固本培元。

治疗经过：患者服药后全身紫斑已基本消退，血小板已升至 90×10^9/L。后用升麻鳖甲汤加黄芪、阿胶配丸，服用一月，至今病未再发。

按语：疫毒在阳分者，可见面部起红斑著明如锦纹之阳征，谓之阳毒；疫毒在阴分者，则见面目暗青之阴征，故谓之阴毒。所谓"毒"者，邪气蕴郁不解之意也。然无论阴毒、阳毒，总宜散邪解毒，活血祛瘀为治。本方重用升麻，《本经》谓其"主解百毒"，故借其升散之力以达透邪解毒之功。鳖甲既可行血散瘀，又可领诸药入阴分以搜毒。蜀椒既可解毒止痛，又可领诸药出阳分而透邪。当归活血，雄黄、甘草解毒，共为治阴阳毒之主方。所谓"五日可治，七日不可治"，充分体现了仲景"早期治疗"的思想。

以脉证断，本案当为阴毒之证，本应去蜀椒、雄黄二味。若不加蜀椒，患者服后往往有恶心、头晕等反应，若川椒和雄黄同用，则不见上述不良反应。同时，雄黄内服虽宜短期小量，但与川椒同用，可服至每日 1g，未见有任何不良反应。

三十、痰饮

痰饮是指体内水液输布、运化失常，停积于某些部位所导致的一类病证，其临床表现多端，可见于现代医学中的慢性支气管炎、支气管哮喘、渗出性胸膜炎、慢性胃炎、心力衰竭、肾炎性水肿等疾病。痰饮有广义和狭义之分。广义痰饮包括痰饮、悬饮、溢饮、支饮四类，是诸饮的总称。饮停胃肠则为狭义的痰饮；饮流胁下则为悬饮；饮溢肢体则为溢饮；饮撑胸肺则为支饮。人体水液的输布、排泄，主要依靠三焦的气化作用和肺、脾、肾的功能活动。若三焦失通失宣，阳虚水液不运，必致水饮停积为患。因此痰饮主要由于中阳素虚，复加外感寒湿，或为饮食、劳欲所伤，致使三焦气化失常，肺、脾、肾通调、转输、蒸化无权，阳虚阴盛，津液停聚而成。在诊断上应根据四饮的不同临床特征确定。痰饮：心下满闷，呕吐清水痰涎，胃肠沥沥有声，形体昔肥今瘦，属饮停胃肠。悬饮：胸胁饱满，咳唾引痛，喘促不能平卧，或有肺痨病史，属饮流胁下。溢饮：身体疼痛而沉重，甚则肢体浮肿，汗当出而不出，或伴咳喘，属饮溢肢体。支饮：咳逆倚息，短气不得平卧，其形如肿，属饮邪支撑胸肺。

临床案例

苏某，女，40 岁。2023 年 6 月 20 日初诊。

主诉：恶心呕吐 1 周。

现病史：患者因贪凉过食冷饮，1 周前出现恶心呕吐，呕吐以清水为主，饮水呕吐加重。于消化内科查各项指标未见明显异常，予奥美拉唑护胃治疗，未见改善，遂于我科就诊。现症见：饮水即吐，上腹胀痛，心下憋闷，嗳气反酸，口中黏腻，不思饮食，大便 2～3 日一行，小便少，夜寐差。

查体：血压 120/75mmHg，心率 68 次 / 分。舌淡苔白腻，脉滑。

西医诊断：胃神经官能症。

中医诊断：痰饮。脾阳虚弱证。

治疗原则：温脾化饮。

选方：小半夏加茯苓汤加减。

半夏 15g，生姜 15 片，茯苓 20g，桂枝 6g，大枣 5 枚。

7 剂，水煎服，每日 1 剂，早晚分服。

方解：方中半夏燥湿化痰、涤饮，又降逆和中、止呕；生姜为呕家"圣药"，降逆止呕又温胃散饮，且可制半夏毒。二药相配，使痰祛饮化，逆降胃和而呕吐自止，为君药。茯苓宁心气而泄肾邪，能利小便；桂枝温阳利水，共为臣药。患者呕吐已久，用大枣补益脾胃、益气生津，为佐药。

治疗经过：患者服药 2 天后，胸中畅快许多，饮水呕吐消失，但仍有胃部反酸感，服药 1 周后，诸症好转。

按语：张仲景在《金匮要略·痰饮咳嗽病脉证并治》云："呕家本渴，渴者为欲解，今反不渴，心下有支饮故也，半夏汤主之。"此条是说胃失游溢水精之机，饮停胃中，胃气失于和降而致气逆作呕。呕家当渴是因为呕吐伤津，故欲饮水自救，当渴而不渴的原因是胃中水停，所以治疗当以运化胃中停水。虽然主症是呕，但仲景方治不在降逆，而是以辛温宣散、燥湿化痰为法，半夏味辛以宣散，性温以燥湿化痰，助胃气恢复游溢水精之机，一味药而标本兼治，切中病机。生姜性味亦辛温，辅助半夏之力。二药辛温宣散，顺应了胃气向上游溢求精的趋势，虽为呕家圣药却不以降而以升取长，是治疗胃中水停的基本方。因本病的主症是呕，所以有人认为本方是治疗呕吐的基本方，但探究其病机则是治饮。在治疗过程中，肖教授非常重视生姜的作用，每片以 5 分钱币大小厚薄为宜，一定要加足量，不然药效可能大打折扣。

三十一、消渴

消渴病是由于先天禀赋不足，复因情志失调、饮食不节等原因所导致的以阴虚燥热为基本病机，以多尿、多饮、多食、乏力、消瘦或尿有甜味为典型临床表现的一种疾病，与西医学的糖尿病基本一致。消渴病的病机主要在于阴津亏损，燥热偏盛，而以阴虚为本，燥热为标，两者互为因果，阴愈虚则燥热愈盛，燥热愈盛则阴愈虚。消渴病的病位主要在肺、胃、肾，尤以肾为关键。消渴病虽有在肺、胃、肾的不同，但常常互相影响，如肺燥津伤，津液失于敷布，则脾胃不得濡养，肾精不得滋助；脾胃燥热偏盛，上可灼伤肺津，下可耗伤肾阴；肾阴不足则阴虚火旺，亦可上灼肺胃，终至肺燥胃热肾虚，故"三多"之症常可并见。

临床案例

黄某，女，42岁。2022年7月23日初诊。

主诉：发现血糖升高2年。

现病史：患者2年前于上海市中医院体检发现空腹血糖7.1mmol/L，未治疗。今晨门诊测空腹血糖7.8mmol/L。现症见：口干，口渴多饮，饮不解渴，口苦，急躁易怒，时有胸闷，乏力，平素嗜食肥甘，形体肥胖，身体质量指数（BMI）29.2，夜寐尚可，小便无泡沫，大便干，每日1次。

查体及实验室检查：糖化血红蛋白（HbA1c）6.6%。胰岛功能：空腹、餐后 2 小时血糖水平分别为 7.57mmol/L、12.8mmol/L；空腹及餐后 2 小时胰岛素水平分别为 9.3μU/mL、47.9μU/mL；空腹及餐后 2 小时胰高血糖素水平分别为 99.1pg/mL、116.1pg/mL；空腹及餐后 2 小时 C- 肽水平分别为 2.71ng/mL、13.70ng/mL；胰岛素自身抗体五项（-）。血脂四项：总胆固醇 5.77mmol/L，三酰甘油 2.03mmol/L，高密度脂蛋白 1.27mmol/L，低密度脂蛋白 4.1mmol/L。舌质红，苔黄，脉弦滑。

西医诊断：2 型糖尿病。

中医诊断：消渴病。肝胃郁热证。

治疗原则：开郁清热，化瘀泄浊。

选方：大柴胡汤加减。

柴胡 18g，黄芩 12g，生大黄（后下）6g，枳实 12g，枳壳 12g，厚朴 18g，姜半夏 9g，生姜 15g，白芍 15g，桃仁 9g，大枣 9g。

14 剂，水煎服，每日 1 剂，早晚温服。

嘱患者定期监测血糖，严格控制饮食运动，定期复查，不适随诊。

方解：柴胡疏解透达半表之邪，配合黄芩疏利少阳，开郁泄热，二者共为君药；大黄与枳实配伍，行气消痞，通腑泄热；加厚朴增强行气导滞之功，加枳壳理气宽中，半夏、生姜和胃降逆，白芍柔肝缓急，配大黄内泻热结；加桃仁活血化瘀、润肠通便；大枣调和诸药，兼和营卫。

治疗经过：二诊患者口干、口渴、口苦症状较前改善，仍急躁易怒。近 1 周测空腹血糖 7.0 ～ 7.3mmol/L，餐后 2 小时血糖未测。上方中柴胡加至 30g，继服 14 剂，服用方法同上。三诊患者上述症状基本消失，BMI 28.3。近 1 周测空腹血糖 6.5 ～ 7.1mmol/L，门诊测餐后 2 小时血糖 7.9mmol/L。继续服用上方 7 剂巩固治疗。嘱患者严格控制饮食运动，注意监测血糖，保持心情舒畅，定期复查，不适随诊。经半年随访，患者血糖控制情况良好，自述无不适症状。

按语：《黄帝内经》有"少阳为枢"之语，患者为中年女子，情志不畅，肝郁日久，少阳失枢，少阳相火内郁为邪火，耗伤津液，加之平素嗜食肥甘，多食少动，胃肠燥热，化热伤阴，发为消渴，形成肥胖、糖脂代谢紊乱；中满内热，热伤津液，故见口干多饮、大便秘结；气机阻滞，见时有胸闷；肝郁化火，故见口苦、急躁易怒。该患者不仅有情志不畅、急躁易怒等少阳郁热证表现，亦有燥热、津伤的阳明经热证表现，如口苦、口干渴、大便秘结等，宜用少阳阳明双解之剂，故以大柴胡汤加减治疗。"瘀"贯穿消渴病始末，故在该方基础上加化瘀通络之品，起到清热结、通气机、消瘀浊之功。

一诊治疗时以大柴胡汤为主方，诸药配伍，共奏开郁清热、化瘀泄浊之功，全方辛开苦降，升降出入，无器不有，符合该患者消渴病肝胃郁热的病机。二诊时患者不适症状有所改善，少阳郁热表现仍较明显，柴胡加量增强解郁之效，使中焦热结得清，气机通畅，诸症渐愈。三诊时患者消渴症状基本消失，血糖降低，脂代谢紊乱、胰岛功能较前改善，

故继服 7 剂中药巩固治疗。本案例论治消渴病突破传统的
"三消"诊疗模式，灵活变通，病证结合，以大柴胡汤为主
方治疗消渴病肝胃郁热证及其常见并发症，取得较好疗效。
同时提醒糖尿病患者，注重调摄饮食、运动，有助于改善其
临床症状，提高生活质量。

三十二、汗证

汗证是以汗液外泄失常为主症的一类病证。汗证有自
汗、盗汗之分。不因外界环境因素的影响，白昼时时汗出，
动辄益甚者称为自汗；寐中汗出，醒来即止者称为盗汗。可
见于现代医学中的甲状腺功能亢进、自主神经功能紊乱、风
湿热、低血糖、虚脱、休克及结核病、肝病、黄疸等疾病以
自汗、盗汗为主要表现者。本病总的病机是由于阴阳失调，
腠理不固，而致汗液外泄失常。病变脏腑涉及肝、心、脾、
胃、肺、肾。病理性质以虚者为多，自汗多属气虚不固，盗
汗多属阴虚内热；而因肝火、湿热等邪热所致者，属实证。
病程日久，或病变重者，则会出现阴阳虚实错杂的情况。自
汗久可伤阴，盗汗久可伤阳，出现气阴两虚，或阴阳两虚之
证。邪热郁蒸，病久伤阴，则见虚实兼夹之证。

临床案例 1

王某，男，56 岁。2020 年 11 月 12 日初诊。
主诉：汗出不止 1 个多月。

现病史：患者素有咳喘之疾，每遇外邪引发咳喘即汗出不止，咳喘止，汗出亦止。1 个月前患者因感冒咳喘发作，汗出不断。经治疗后咳喘好转，但仍汗出不断，昼夜不止，多方治疗效果不佳。查甲状腺功能未见异常。现症见：面色苍白，语声低微，自汗不止，头后部汗出如洗，稍坐即需以毛巾擦拭，纳一般，大便尚可，小便可，夜寐欠安。

查体：血压 130/80mmHg，心率 78 次 / 分。舌质淡白，苔薄白，脉沉无力。

西医诊断：自主神经功能紊乱。

中医诊断：自汗。肺卫不固证。

治疗原则：补气升阳，益卫固表。

选方：升陷汤加减。

生黄芪 60g，知母 15g，升麻 6g，柴胡 6g，桔梗 6g，山茱萸 10g，煅牡蛎 30g（先煎）。

7 剂，每日 1 剂，水煎，少量频服。汗出明显减少后，黄芪减至 45g。

方解：升陷汤中重用黄芪，既善补气升阳，又能益卫固表，使胸中大气充盈；山茱萸酸而苦涩，大有收敛元气、止汗固脱之妙用，二药合用增强了补气敛汗之功。升麻、柴胡升阳举陷，助黄芪举陷升提；知母凉润，制黄芪之温性；桔梗为药中舟楫，可载药上行，直达病所；煅牡蛎有收敛固涩之效，增强止汗之功。药证相符，故能取效。

治疗经过：黄芪减至 30g 后，续服 14 剂汗止。嘱服玉屏风散 3 个月，以增强卫外功能。随访半年，患者自汗未复发。

　　按语： 本例汗出淋漓不止，昼夜不分。思其又久咳耗气，肺气过损，肺卫不固，腠理不密而汗出如洗。本只需顾护肺卫便可，但患者治疗失宜，导致症状反复出现，近来自汗加重，阳气随汗出而流失。久之阳气大虚而内陷，导致本证。综合脉证，当以升内陷之阳气、固卫外之卫气，兼以固涩止汗为法，故以升陷汤升举阳气。后续以玉屏风散固卫气，减少再发次数。

临床案例 2

江某，女，50 岁。2021 年 9 月 10 日初诊。

　　主诉： 盗汗 1 月余。

　　现病史： 患者 1 个月前无明显诱因下出现盗汗，夜寐多汗，且多在后半夜，夜间燥热而醒 3 ~ 4 次，醒后汗出，汗液凉，口稍干，脘痞。患者既往行冠心病支架手术，并有慢性咽炎，常感咽喉疼痛。现症见：夜间烦躁，盗汗不止，口干欲饮，饮后渴不缓解，纳一般，大便干结，小便黄赤，夜寐欠安。

　　查体： 血压 132/70mmHg，心率 70 次 / 分。舌质红偏暗，苔中黄腻，脉濡。

　　西医诊断： 更年期综合征。

　　中医诊断： 盗汗。湿热内蕴，阴不敛阳证。

　　治疗原则： 清热化湿，滋阴敛阳。

　　选方： 当归六黄汤加减。

当归 15g，生地黄 15g，熟地黄 15g，白薇 15g，黄连
9g，黄芩 9g，黄柏 9g，黄芪 15g，玄参 15g，法半夏 6g，麻
黄根 9g，麦冬 9g，煅龙骨（先煎）30g，煅牡蛎（先煎）
30g，糯稻根 15g。

14 剂，水煎服，每日 1 剂，早晚分服。

方解： 方中当归、生地黄、熟地黄三药，滋阴养液，令
阴液得其养，为当务之急；黄芩、黄连、黄柏三药，分别泻
上、中、下三焦之火，令三火得其平；黄芪益气固表，半夏
清热燥湿，白薇清热除烦，玄参、麦冬养阴清热，牡蛎、麻
黄根、糯稻根加强收敛止汗之力。滋阴与泻火并用，滋阴是
治本，泻火为治标；益气固表与滋阴泻火相配，滋阴泻火
是治本，益气固表是治标，共同组成了滋阴泻火、固表止汗
之剂。

治疗经过： 药后盗汗明显减少，仅半夜少量盗汗发作
1～2 次，但烘热仍频，口干欲饮，胸部不闷。舌质红，苔
中后部薄黄腻，脉濡。去麻黄根，加栀子、知母、地骨皮各
15g，续服半月后病愈。门诊随访 1 年，患者盗汗未复发。

按语： 盗汗又称寝汗、寐汗，其症名出自《金匮要
略·血痹虚劳病脉证并治》，它可以出现在许多疾病的症状
群中，也可以单独发生。以当归六黄汤为基础方治疗盗汗
症，首见于金元时期李东垣所著的《兰室秘藏》一书。原书
指出，本方为"治盗汗之圣药也"。后来李时珍也提出"当
归六黄汤加麻黄根，治盗汗尤捷"的论述。当归六黄汤不仅
对阴虚火旺型盗汗有效，对其他证型的盗汗也有效，临床中

抓住主症，对症用药才能得效。

三十三、内伤发热

内伤发热指以内伤为病因，以脏腑功能失调、气血水湿郁遏或气血阴阳亏虚为基本病机，以发热为主要临床表现的病证。一般起病较缓，病程较长。临床上多表现为低热，有时也见高热。西医学的功能性低热，肿瘤、血液病、结缔组织疾病、内分泌疾病及部分慢性感染性疾病引起的发热，以及某些原因不明的发热，在有内伤发热的临床表现时，均属于此范畴。内伤发热与外感发热相对，病机比较复杂，可由一种病因引起，也可由多种病因同时引起，如气郁血瘀、气阴两虚、气血两虚等。久病往往由实转虚，由轻转重，其中以瘀血病久，损及气、血、阴、阳，分别兼见气虚、血虚、阴虚或阳虚，而成为虚实兼夹之证的情况较为多见。其他如气郁发热日久，若热伤阴津，则转化为气郁阴虚之发热；气虚发热日久，病损及阳，阳气虚衰，则发展为阳虚发热。

临床案例

董某，女，68岁。2023年6月13日初诊。

主诉： 反复低热2周余。

现病史： 患者于2周前感冒痊愈后出现反复低热，体温最高38.4℃。无头晕头痛，无恶心呕吐，无畏寒。倦怠乏力，自汗，口干，纳少，寐欠佳，二便可。

查体：血压 125/70mmHg，心率 89 次 / 分。舌红，苔水滑，脉细。

西医诊断：发热。

中医诊断：内伤发热。气阴两伤证。

治疗原则：益气养阴，清热生津。

选方：竹叶石膏汤、补中益气汤加减。

黄芪45g，淡竹叶9g，人参12g，制半夏36g，陈皮12g，白茯苓15g，荆芥18g，柴胡18g，制厚朴9g，蜜麸炒枳壳9g，石菖蒲18g，白花蛇舌草15g，滑石15g，炙甘草9g，干姜15g，芦根30g，连翘9g，防己18g，糯稻根30g，薏苡根30g，麦冬15g，草果仁15g。

14剂，水煎服，每日1剂，早晚分服。

方解：方中淡竹叶清热除烦生津；黄芪、人参、麦冬补气养阴生津；陈皮、草果仁健脾和胃行气；柴胡升举阳气，透泄热邪；荆芥解表以祛余邪；厚朴、枳壳、石菖蒲燥湿化痰，一升一降，调达气机；白花蛇舌草、滑石、连翘清热解毒，茯苓、防己利水；糯稻根、薏苡根敛阴止汗。

治疗经过：患者服药2周后，发热间隔加长，出汗明显减少，原方去厚朴、枳壳、防己、茯苓，加薏苡仁、茵陈、牡蒿、熟大黄，加强清热利湿之功，加熟附片补火助阳，服药2个月后，诸症好转。

按语：早在《黄帝内经》即有关于内伤发热的记载，《素问·调经论》提道："阴虚则内热。"阐述内热病机为"有所劳倦，形气衰少，谷气不盛，上焦不行，下脘不通，胃气热，热气熏胸中，故内热"。王冰注《素问·至真要大论》云"虚热温以从之"，指出"温以从之"是虚热的重要治则。《医门法律·虚劳论》说："血痹则新血不生，并素有之血，亦瘀积不行，血瘀则营虚，营虚则发热。"血虚发热宜养血，正如《证治汇补·发热·血虚发热》所说："一切吐衄便血，产后崩漏，血虚不能配阳，阳亢发热者，治宜养血。"李东垣言："脾胃气虚，则下流于肾，阴火得以乘其土位。"并提出治疗气虚发热宜用"甘温除热"之法。朱丹溪《格致余论》言："经曰阴虚则发热，夫阳在外，为阴之卫；阴在内，为阳之守。精神外驰，嗜欲无节，阴气耗散，阳无所附，遂致浮散于肌表之间而恶热也。实非有热，当作阴虚治之，而用补养之法可也。"其论述了阴虚发热需重视保养人体阴精的法则。

实火宜清，虚火宜补。属实者，宜以解郁、活血、除湿为主，适当配伍清热。属虚者，则应益气、养血、滋阴、温阳，除阴虚发热可适当配伍清退虚热的药物外，其余均应以补为主。对虚实夹杂者，则宜兼顾之，正如《景岳全书·火证》所说："实火宜泻，虚火宜补，固其法也。然虚中有实者，治宜以补为主，而不得不兼乎清……若实中有虚者，治宜以清为主，而酌兼乎补。"切不可一见发热，便用发散解表及苦寒泻火之剂。内伤发热，若发散易于耗气伤阴，苦寒则易伤败脾胃、化燥伤阴，而使病情缠绵或加重。

正虚为发热之本，可责之气血阴阳。长期不愈的发热多有湿邪作祟，湿又易与热相互胶结，缠绵难愈。气、血、火之郁不解，气机不得畅达，邪无所出则热不解。临证之时应仔细辨证，辨清虚、湿、热、郁之轻重，若以湿热郁等实证为主，应以化湿、清热、开郁为先，兼以固本补虚；若以气血阴阳之本虚为主，应以固本扶正为先，并防滋腻太过而化生湿、热、郁之邪。

三十四、虚劳

虚劳又称虚损，是以脏腑亏损、气血阴阳虚衰、久虚不复成劳为主要病机，以五脏虚证为主要临床表现的多种慢性虚弱证候的总称。本病首见于东汉医家张仲景的著作《金匮要略》，书中集虚劳病病因、症状、脉象、治法方药等为一体，首创虚劳病辨证论治的先河。西医学中许多慢性功能衰退性、消耗性疾病均可纳入"虚劳病"范畴，如慢性疲劳综合征、慢性肾衰、恶性肿瘤后期等。

本病多因病后失调、劳倦过极、七情损伤、先天禀赋不足、饮食不节等，致使五脏气血阴阳的亏虚。病在五脏，但以脾、肾、肝为主。脾胃失运，五脏气血难充，元气失于后天之气的滋养，日久渐衰，终致劳损，即"百病皆由脾胃衰而生也"。肾元的亏虚在于先天不足或后天失养，"五脏之伤，穷必及肾"。七情损伤，伤及五脏，均可直接或间接导致肝气疏泄失常，而生六郁，日久气血阴阳俱损，久损成劳，痰瘀由生。清代张璐在《张氏医通·虚损》中言："虚劳多起于郁。"

临床案例

王某，女，35 岁。2023 年 4 月 5 日初诊。

主诉：胸闷气短 1 年，加重半个月。

现病史：患者 1 年前出现胸闷气短症状，伴乏力，睡醒后无改善。自述曾就诊于某医院，行冠状动脉造影检查未见异常。胃镜检查示慢性浅表性胃炎。近半个月，病情反复发作，且上述症状较前加重，多在劳累后发作，平素月经延期，量少色淡。现症见：发作时胸闷气短，倦怠乏力，畏寒，四肢畏冷，睡眠差，纳食少，易自汗。

查体：血压 100/67mmHg，心率 74 次 / 分。心律齐。舌淡，舌苔白，脉虚大无力。

西医诊断：胸闷待查。

中医诊断：虚劳。气血两虚证。

治疗原则：益气补中，养血安神。

选方：补中益气汤合五味安神汤加减。

黄芪 30g，党参 15g，白术 15g，当归 10g，陈皮 6g，升麻 9g，柴胡 9g，生姜 3 片，大枣 4 枚，龙眼肉 15g，桂枝 15g，五味子 9g，酸枣仁 12g，木灵芝 9g，五加皮 9g，枸杞子 9g，杜仲 9g，炙甘草 9g。

7 剂，水煎服，每日 1 剂，早晚分服。

方解：方中重用黄芪为君，健脾胃，益中气，升清阳。佐党参、甘草补中益气，甘温培土，合黄芪资助元气之化生；白术健脾燥湿，以求脾胃元气得充则清阳可升，而无脾湿下流之忧；配陈皮行气去滞，醒脾和胃，使补气而无气滞之弊；当归养血调肝，既温煦少阳春升之气，又助血生气；少佐升麻升发中焦脾阳，柴胡升发下焦肝气，并引诸药上升，协助黄芪共呈升阳举陷之效；五味子酸涩敛肺滋肾、宁心安神；木灵芝、酸枣仁强心安神；五加皮、枸杞子、杜仲补益肝肾、生精髓、强筋骨。诸药合用，共奏益气补中、养血安神之效。

治疗经过：服上方两周后，患者胸闷气短明显缓解，睡眠差好转，畏冷等症状均改善。续服14剂，巩固疗效。两周后随访，患者诸症未复发。

按语：本案患者以胸闷、乏力为主要症状，兼有失眠。心主血，脾统血，且脾为后天生化之本，脾虚一则生血不足；二则统摄无权，致心血亏耗，心神失养而出现心区不适、心悸、不寐等症；三则生气不足，故倦怠乏力。本案虽病位在心，但其根源在后天之脾，故探本溯源、直指心脾，主方选用补中益气汤加味。

睡眠障碍是多数虚劳患者的共有症状，表现为入睡困难、嗜睡、不清爽的睡眠、睡醒后疲劳症状不能恢复等多种形式。《金匮要略·血痹虚劳病脉证并治》有"虚劳虚烦不得眠"之语，因心肝阴血亏虚致脉道不利，营卫失调，魂不守舍，或肝阴不足致虚热内生，上扰心神，出现倦怠、心烦、失眠等症，脉常为细数之象。治疗上可以清虚热、养阴血、宁心神为原则，方选五味安神汤化裁，重用五味子酸涩敛肺滋肾、宁心安神；人参、木灵芝强心安神、补益气血，且能益智；五加皮、枸杞子、杜仲、菟丝子补益肝肾、生精髓、强筋骨；若烦躁不已，可加香附、合欢皮、淡竹叶等品助行气除烦之功。

三十五、痹证

痹证是以肢体筋骨、关节、肌肉等处发生疼痛、酸楚、重着、麻木，或关节屈伸不利、僵硬、肿大、变形及活动障碍为主要表现的病证。因其发病多与风、寒、湿、热之邪相关，故病情呈反复性，病程有黏滞性、渐进性等特点。痹证可见于西医学的痛风、风湿性关节炎、类风湿关节炎、强直性脊柱炎、骨性关节炎等。痹证的发生，多由正气不足，感受风、寒、湿、热之邪所致：或风寒湿热，阻滞经络；或痰热内生，痰瘀互结，导致经络痹阻，气血不畅，发为痹证。

临床案例

王某，男，30岁。2023年5月21日初诊。

主诉：腰骶部疼痛伴活动困难1年，加重1个月。

现病史：患者1年前无明显诱因出现腰骶部疼痛，晨起时疼痛加重，活动后稍有缓解。1个月前患者感冒后腰骶部疼痛加重，后仰困难，于外院行X线检查见骶髂关节密度增高，HLA-B27检测呈阳性，诊断为"强直性脊柱炎"。予戴芬口服，疼痛改善，不服药后疼痛仍有。现症见：腰骶部疼痛，俯仰受限，疼痛游走下肢，活动不利，受冷加重，小便可，大便干结，夜寐欠安。

查体：血压 110/68mmHg，心率 70 次 / 分。舌暗红，苔薄白，脉沉弦。

西医诊断：强直性脊柱炎。

中医诊断：痹证。风湿阻络型。

治疗原则：祛风除湿，蠲痹通络。

选方：蠲痹汤加减。

羌活 10g，独活 10g，海风藤 10g，肉桂 10g，狗脊 15g，熟地黄 15g，淫羊藿 15g，当归 12g，川芎 10g，炙土鳖虫 10g，炙僵蚕 10g，甘草 6g。

14 剂，水煎服，每日 1 剂，早晚分服。

方解：方中羌活、独活为君药，散一身上下之风湿，通利关节而止痹痛，其中羌活散风除湿，为太阳经药，亦主治督脉病症；独活辛散通达，胜湿活络，去肾间风邪，搜肝风，泻肝气，治项强腰脊痛。海风藤辅佐君药行祛风功效；狗脊补肾填精，坚骨脊，强督脉，壮腰膝；熟地黄补肾填精，能滋肾水，封填骨髓；淫羊藿补肾壮阳、祛风除湿，主筋骨挛急、腰膝无力、风湿痹痛；肉桂能治一切风气痛，补五劳七伤，通九窍，利关节，益精，暖腰膝，治风痹，骨节挛缩。为臣药。当归、川芎两药寓"治风先治血，血行风自灭"之意；土鳖虫、炙僵蚕钻透剔邪，为佐药。甘草调和诸药。诸药合用，共奏祛风除湿散寒、益肾壮督、蠲痹通络之功。

治疗经过：患者服药 2 周后，腰痛明显减轻，但仍有晨僵，于原方加大羌活、独活剂量，继服 2 个月后诸症好转。建议患者制成丸剂，长期定时服用。

按语：部位引经药的应用，往往对痹证获效起着很大的作用。如上肢疼痛，肖教授常用片姜黄、桂枝；下肢疼痛，常用独活、怀牛膝、宣木瓜、五加皮；腰背疼痛，可加川续断、杜仲、狗脊。此外，骨节疼痛，可加威灵仙、补骨脂；肌肉疼痛，可加雷公藤等。

若辛热散寒、除风燥湿之品使用过多，疼痛非但不止反而加重，这时应重视全身情况，即气血阴阳的盛衰，而适当加用补气养血、滋阴和阳的药物，则疼痛能够减轻。若出现皮肤瘀斑、关节周围结节等症时，往往说明存在瘀血因素，应适当增以活血之品，亦可另服活血方剂，与治痹方药交替使用。痹证后期，常见筋脉失荣的表现，出现骨节僵硬拘急，或骨节肿大畸形。一方面可能因邪伤日久，加之久服辛温燥烈之品，伤阴耗气，致使筋脉骨节失荣；另一方面可能因邪痹日久，气血瘀滞，络道受阻，病损筋骨，失去气血濡养。此时即应注意养阴柔筋，尤其宜从滋补肝肾之阴着手，以六味地黄汤、一贯煎等方药加减调治，亦宜择用活血祛瘀、软坚化结之品以舒筋活络、祛瘀通络。

三十六、痿证

痿证是指肢体筋脉弛缓，软弱无力，不能随意运动，或伴有肌肉萎缩的一种病证。临床以下肢痿弱较为常见，亦称

"痿躄"。"痿"是指机体痿弱不用;"躄"是指下肢软弱无力,不能步履之意。可见于西医学中的吉兰—巴雷综合征、重症肌无力、运动神经元病、脊髓病变、肌肉病变、周期性瘫痪等。痿证的发生主要因感受温毒、湿热浸淫、饮食毒物所伤、久病、房劳、跌仆瘀阻等,引起五脏受损,精津不足,气血亏耗,进而肌肉筋脉失养,发为痿证。

临床案例

梁某,女,79 岁。2023 年 7 月 25 日初诊。

主诉:中风后右下肢无力半年。

现病史:患者半年前脑梗,康复后遗留右下肢无力,站立困难,稍有麻木,服用甲钴胺未见明显改善。现症见:神疲乏力,肌肉瘦削,右下肢无力伴麻木,伸舌僵直,胃纳尚可,大便干结,夜寐安。

查体:血压 138/80mmHg,心率 78 次 / 分。右下肢肌力 3+ 级,舌红,苔厚腻,脉涩。

西医诊断:脑梗后遗症。

中医诊断:痿证。脉络瘀阻型。

治疗原则:益气养营,活血行瘀。

选方:圣愈汤合补阳还五汤加减。

黄芪 30g,当归 12g,熟地黄 15g,白芍 15g,川芎 10g,赤芍 10g,地龙 10g,红花 10g,桃仁 10g,杜仲 15g,木瓜 10g,石菖蒲 10g。

14 剂,水煎服,每日 1 剂,早晚分服。

方解： 圣愈汤以益气养血为主，补阳还五汤重在补气活血通络。重用黄芪补气，大补脾胃之元气，使气旺血行，瘀去络通；当归长于活血，兼能养血，有化瘀而不伤血之妙，共为君药。川芎行血中之气，助当归活血；熟地黄、白芍养血滋阴，增加滋补之功，为臣药。赤芍、红花、桃仁助当归活血祛瘀；地龙通经活络，得黄芪之助则能周行全身以通经活络；杜仲补肝肾，强筋骨；木瓜舒筋活络，和胃化湿；石菖蒲开窍豁痰，醒神益智，共为臣药。诸药合用，益气养营，活血行瘀，通络化痰。

治疗经过： 患者服药1个月后，舌头僵直有所改善，配合康复锻炼可进行简单行走，但大便仍有干结，原方加枳壳改善排便情况，服药2个月后，诸症好转。

按语：《黄帝内经》最早对痿证的病机进行了阐述。虽然痿证的病位主要在肌肉、筋脉，但《素问·痿论》提出"热伤五脏"，表明其病情的轻重、预后、转归与五脏皆有密切的关联，还指出"肺热叶焦"为其主要病机。肺气宣发，能将津液和水谷精微布散于全身，肺热则无法将精微输送至五脏，无法滋养筋、脉、肉、皮、骨，从而导致肢体痿软。明代张介宾《景岳全书·痿证》指出："元气败伤，则精虚不能灌溉，血虚不能营养者，亦不少矣。若概从火论，则恐真阳亏败，及土衰水涸者，有不能堪，故当酌寒热之浅深，审虚实之缓急，以施治疗，庶得治痿之全矣。"王清任明确提出了气虚血瘀的理论，由于气虚不能推动血液运行，血行涩滞，经脉瘀阻，血不能荣养，以致半身不遂、口眼㖞斜、语言不利等。

肖教授认为，痿证临床较为常见的病机为脾气亏虚、肝肾亏虚、瘀血阻络，因而治法当以健运脾胃、调补肝肾、活血化瘀为主，随证组方，重点应辨明脏腑病位，审视标本虚实。

三十七、腰痛

腰痛指腰部因感受外邪，或因劳伤，或由肾虚，致使气血运行失调，脉络绌急，腰府失养，进而引发的以腰部一侧或两侧疼痛为主要症状的一类病证。可见于西学中的风湿性腰痛、腰肌劳损、脊柱病变之腰痛等。病因多与外邪侵袭、感受风寒湿邪，跌仆外伤，气滞血瘀，肾亏体虚、先天禀赋不足等有关。久居冷湿，劳汗当风，冒受湿热，或有腰部过度劳累、跌扑伤损病史，起病急骤，或腰痛不能转侧，表现为气滞血瘀征象者，为外感腰痛；年老体虚，或具烦劳过度、七情内伤、气血亏虚病史，起病缓慢，腰痛绵绵，时作时止，表现为肾虚证候者，属内伤腰痛。

临床案例

楼某，女，82 岁。2022 年 1 月 17 日初诊。

主诉：腰痛 1 年余。

现病史：患者诉 1 年前出现腰痛，翻身转侧时疼痛加重，伴肩关节疼痛，曾多次就医，服用止痛药，外用"氟比洛芬凝胶贴膏""活血止痛膏药"等，症状缓解不明显。现症见：腰痛，肩关节、髋关节疼痛，时有下腹部胀闷不适，伴下腹部隐痛，矢气、排便后缓解，纳寐差，易醒，醒后难入睡，每晚睡眠时间 4 小时，大便黏腻难解，有肛门坠胀感，有尿不尽感，就诊时神情忧郁。既往有"骨质疏松""糖尿病"病史。

查体及实验室检查：腰椎 CT 提示，腰椎退行性病变，$L_{3/4}$ 椎间盘膨出，$L_{4/5}$ 椎间盘膨出并突出，继发椎管狭窄。舌质紫暗，苔白厚，脉弦。

西医诊断：①腰痛。②腰椎间盘突出。③骨质疏松。④糖尿病。

中医诊断：腰痛。气滞血瘀型。

治疗原则：益气化瘀，通络止痛。

选方：血府逐瘀汤加减。

燀桃仁 10g，炒鸡内金 15g，生地黄 15g，赤芍 10g，枳壳 9g，桔梗 15g，柴胡 12g，甘草 6g，当归 12g，川芎 15g，怀牛膝 10g，骨碎补 15g，醋延胡索 15g，肉苁蓉 25g，豆蔻 10g，红花 6g。

7 剂，水煎服，每日 1 剂，早晚分服。

方解：方中以桃仁、红花为君，破血行瘀，通经止痛。赤芍、川芎行气活血、化瘀止痛，牛膝通利血脉，引血下行，助君药活血化瘀，为臣药；柴胡疏肝解郁，畅顺气血，枳壳破气消积，桔梗宣肺利气，且可载药上行，与枳壳配伍，一升一降，开胸行气，助气血运行；当归活血养血，祛瘀生新，生地黄滋阴清热，用以顾护正气，鸡内金、豆蔻化痰除积，骨碎补温阳补肾，延胡索行气止痛，肉苁蓉温肾通便，共为佐药；甘草调和诸药，为使药。全方活血祛瘀、行气养血，既活血而又行气，祛瘀而又生新。

治疗经过：二诊患者腰、肩关节痛、大便难解较前明显好转，偶有下腹胀闷，纳尚可，睡眠时间为 6～7 小时，原方去豆蔻、炒鸡内金，加姜厚朴 20g，盐巴戟天 20g，桑寄生 20g，14 剂，煎服法同前。三诊诸症皆缓解，续予原方 14 剂巩固治疗。

按语：《素问·脉要精微论》指出："腰者肾之府，转摇不能，肾将惫矣。"说明了肾虚腰痛的特点。《黄帝内经》在其他篇章还分别叙述了腰痛的性质、部位与范围，并提出其病因以虚、寒、湿为主。《金匮要略》已开始对腰痛进行辨证论治，创疗肾虚腰痛之肾气丸、寒湿腰痛之干姜苓术汤，两方一直为后世所重视。《诸病源候论》在病因学上，充实了"坠堕伤腰""劳损于肾"等病因，分类上分为"卒腰痛"与"久腰痛"。金元时期，医家对腰痛的认识已经比较充分，如《丹溪心法·腰痛》指出腰痛病因有"湿热、肾虚、瘀血、挫闪、痰积"，并强调肾虚的重要作用。清代医家对腰痛的病因病机和证治规律已有系统的认识和丰富的临床经验。《七松岩集·腰痛》指出："然痛有虚实之分，所谓虚者，是两肾之精神气血虚也，凡言虚证，皆两肾自病耳。所谓实者，非肾家自实，是两腰经络血脉之中，为风寒湿热之所侵，闪朒挫气之所碍，腰内空腔之中，为湿痰瘀血凝滞不通而为痛，当依据脉证辨悉而分治之。"对腰痛常见病因和分型作了概括。

本案患者为老年女性，有"骨质疏松""糖尿病"病史，骨质疏松是糖尿病最常见的并发症之一，而骨质疏松的根本原因在于肾精亏虚，肾虚累及肝脾导致气血不足而血瘀，瘀血又加速骨质疏松的病程。王清任在《医林改错·论小儿抽风不是风》中说："元气既虚，必不能达于血管，血管无气，必停留而瘀。"在《医林改错·痹症有瘀血说》中又提到"痹有瘀血"的学术观点。《血证论》云："瘀血在经络脏腑之间，则周身作痛。以其堵塞气之往来，故滞碍而痛，所谓痛则不通也。"表明瘀血阻碍全身气血运行从而导致疼痛。患者多次寻中、西医治疗，效果甚微，而服用此方效果明显，验证了所谓"诸药无效的、症状多端的、疼痛为主的，法当逐瘀"。

三十八、耳鸣、耳聋

耳鸣、耳聋是常见的听觉异常症状。患者自觉耳内鸣响，如闻潮声，或细或暴，妨碍听觉者，称为耳鸣；听力减弱，妨碍交谈，甚至听觉丧失，不闻外声，影响日常生活者，为耳聋。耳鸣、耳聋可单独出现，亦常兼见。《杂病源流犀烛》卷二十三言："耳鸣者，聋之渐也，唯气闭而聋者则不鸣，其余诸般耳聋，未有不先鸣者。"二者病因病机与辨治原则基本相同，因此中医常将其视为同一种病。治疗耳鸣，首辨虚实，初次发病多为实证，耳鸣日久多为虚证，实证病位在肝、肺、脾，虚证责之心、脾、肾。《景岳全书·耳证》："凡暴鸣而声大者多实，渐鸣而声细者多虚；少壮热盛者多实，中衰无火者多虚；饮酒味厚，素多痰者多实；质清脉细，素多劳倦者多虚。"实证可分为心火上炎型、肝火上炎型、痰瘀阻滞型。其中心火上炎型多见于青年患者，耳鸣伴有心烦、急躁、口舌生疮，舌尖红，脉细数。虚证可分为肝肾不足型、气血虚弱型。肝肾不足型多见于中老年患者，耳内鸣声一般不会很响，可伴有腰膝酸软、眼花、眼干涩等肾阴不足之症，舌红、少苔，脉细。

临床案例

王某，男，52岁。2023年10月18日初诊。

主诉：左侧耳鸣、闷胀2月余。

现病史：患者2个月前因劳累出现左侧耳鸣，听力下降。曾在某专科医院被诊断为"神经性耳聋"，住院治疗1个月，未见明显好转。继在某中医院经药物、针灸治疗20余天，略有好转。为求继续治疗来诊。现症见：左侧耳鸣持续，听力下降明显，左耳内有闷胀感，噪声大时诸症加重，伴心烦、失眠、纳差，二便调。

查体：血压130/79mmHg，心率98次/分。舌质淡，舌苔薄白，脉细无力。双侧耳郭无畸形，乳突区无压痛，外耳道不充血，双侧鼓膜标志清楚，未见穿孔及积液。

西医诊断：神经性耳聋。

中医诊断：耳聋。肝肾不足证。

治疗原则：补肾益精、滋阴潜阳。

选方：耳聋左慈丸加减。

熟地黄 30g，山茱萸 12g，山药 15g，泽泻 15g，茯苓 12g，牡丹皮 9g，磁石 30g，五味子 12g，川牛膝 9g，菟丝子 12g。

14 剂，水煎服，每日 1 剂，早晚分服。

方解：方中重用熟地黄滋阴补肾、填精益髓，为君药。山茱萸补养肝阴，山药补益脾阴，二药相伍，助君药滋养肝、脾、肾，共为臣药。泽泻利湿泄浊，并防熟地黄之滋腻恋邪；茯苓健脾渗湿，并助山药之健运；牡丹皮清泄相火，并制山茱萸之温涩；用磁石重镇平肝、潜纳浮阳、聪耳明目；菟丝子、牛膝温肾壮阳。上药共为佐药。诸药合用，共奏滋补肾阴、平肝潜阳、宣通耳窍之功。

治疗经过：患者服药 5 周后，耳鸣、耳聋消失，听力恢复正常。

按语：《景岳全书》云："耳为肾窍，乃宗脉之所聚，若精气调和，肾气充足，则耳目聪明。若劳伤血气，精脱肾惫、必至聋聩。故人于中年之后，每多耳鸣，如风雨，如蝉鸣，如潮声者，皆是阴衰肾亏而然。"肾阴不足，髓海空虚，耳内常闻蝉鸣之声，由轻渐重，夜间较甚。正如《明医杂著》所云："若肾虚而鸣者，其鸣不甚，其人多欲，当见劳怯等症。"肝为刚脏，赖肾水以滋养。肾阴不足则精不化血，以致肝阴不足，阳亢上扰。

肾虚耳鸣，历代医书多有论述。《灵枢·脉度》云："肾气通于耳，肾和则耳能闻五音矣。"《仁斋直指方》曰："肾通乎耳，所主者精，精气调和，肾气充足，则耳闻而聪。"《医林绳墨》亦曰："肾气充实则耳聪，肾气虚败则耳聋，肾气不足则耳鸣。"肾精不足则出现耳鸣，肾精虚衰则听力下降，甚至耳聋失聪。本病亦与肝相关。中医的肝藏魂、主疏泄畅达、主藏血等功能涉及了西医的神经系统、内分泌系统、血液循环系统等。耳司听觉、主平衡，但其功能的发挥有赖于肝血之奉养与肝气之条达。肝气虚，则精血不足，耳失所养。因此，在临床实践中，常将肝阴虚、肾虚同时考虑，其治疗效果往往优于单纯补肾。

三十九、面瘫

面瘫，即面神经麻痹，分为中枢性面神经麻痹和周围性面神经麻痹，本章节主要讨论原发性周围性面神经麻痹。周围性面神经麻痹又称为周围性面瘫，是指各种原因致面神经核或面神经核以下的面神经损伤，致同侧面神经支配的表情肌弛缓性瘫痪并出现相应的临床表现。茎乳孔内面神经非特异性炎症导致的周围性面瘫称为特发性面瘫，又称贝尔面神经麻痹（Bell's Palsy），占所有面神经麻痹病例的60%～75%。另外，感染（病毒、螺旋体及细菌等）、肿瘤、神经源性、创伤也是周围性面神经麻痹的主要病因。

本病中医称之为"面瘫""卒口僻""口眼㖞斜"等。中医学认为本病的主要病因病机是正气不足，络脉空虚，外邪乘虚侵入面部，痹阻经气，使面部经筋失于濡养，肌肉纵缓不收。《灵枢·经筋》载："卒口僻，急者目不合，热则筋纵，目不开。颊筋有寒，则急引颊移口；有热则筋弛纵缓不胜收，故僻。"患者多有受凉病史，且有恶寒、发热、舌淡、脉浮数等症状，故本病多为正气不足，风寒或风热之邪乘机侵袭面部手、足阳明及少阳经脉，邪气亢盛阻于经脉，导致面部气血瘀滞而发病。

临床案例

张某，男，38 岁。2023 年 4 月 3 日初诊。

主诉：左侧口眼㖞斜 1 月余。

病史：患者 1 个月前运动后汗出受凉，次日晨起出现左侧耳后疼痛，左侧口眼㖞斜，头痛，面肌拘紧，闭眼露睛，不能皱眉，嘴角麻木、下垂、闭合不全，鼓气不能，刷牙漏水。于外院就诊，予抗炎、营养神经治疗，经治疗后耳后疼痛略有好转，余症未有明显改善。现为求进一步治疗来诊。现症见：左侧面部板滞麻木，左眼闭目露睛，左侧额纹消失，口角向右侧歪斜，漱口漏水，不能鼓腮、吹气，纳寐安，二便调。

查体及实验室检查：血压 118/76mmHg，心率 70 次 / 分。舌淡红，苔薄白，脉弦滑。神清，无肢体活动障碍，左侧口眼㖞斜，左眼睑闭合不全，迎风流泪，结膜充血，左额纹消失，左侧鼻唇沟变浅，鼓腮漏气，左耳后乳突压痛。头颅

CT 检查未见异常。

西医诊断：周围性面神经麻痹。

中医诊断：面瘫病。风痰阻络证。

治疗原则：活血祛风，疏理经筋。

选方：牵正散合芍药甘草汤加减。

白附子 10g，僵蚕 15g，当归、防风各 12g，全蝎 4g（研末），蜈蚣 3g（研末），白芍 30g，炙甘草 20g，地龙 15g，秦艽 12g，天麻 15g。

7 剂，水煎服，每日 1 剂，早晚分服。

方解：方中白附子辛温燥烈，入阳明经而走头面，以祛风化痰，尤其善散头面之风，为君药。全蝎、僵蚕均能祛风止痉，其中全蝎长于通络，僵蚕且能化痰，合用既助君药祛风化痰之力，又能通络止痉，共为臣药。芍药养血敛阴，柔肝止痛；甘草甘温，健脾益气，缓急止痛；秦艽祛风湿，通络止痛，三药共同缓解局部肌肉痉挛；地龙通经活络。诸药合用，共奏活血祛风、疏理经筋之功。

治疗经过：上方服 7 剂后，患者面部麻木消失，额纹显现，口眼㖞斜好转，饮水时口角已不漏水，畏寒消失。原方去秦艽、天麻，当归加重至 18g。又服 7 剂后口眼已正，诸证悉除。

按语：本病的发生，多因情志不遂，肝气不舒，肝阳上亢，化火生风；或素体阳亢、久病、纵欲过度以致肝肾阴虚，水不涵木，阳亢生风；或肝失疏泄，脾气亏虚，痰湿内生，风夹痰邪上窜经络；亦有正气不足，复外感风邪，以致风寒湿邪入侵经络，引动外风而发病。综上所述，外感风邪，侵犯面部经络，致气血痹阻，运行不畅，经脉失荣，为发病之要因。牵正散为治疗本病的代表方，以祛风化痰、搜风通络为大法。同时应当注意到，患者素体血虚才易感外邪而阻络，故扶正亦不可忽视。故本案加用芍药甘草汤以养血和营，祛风通络。方中以当归养血固本，芍药、甘草柔筋缓急。使营血调和、脉络通达，则引邪外出而病除。

四十、带状疱疹

带状疱疹是由水痘—带状疱疹病毒感染而引起的皮肤病，本病常突然发生，初期表现为红斑和簇集的水疱，沿一侧神经作带状分布，伴有局部灼痛、窜痛。中医学称为"蛇疮""蛇串疮""缠腰火丹"等，多因风火之邪客于厥阴、少阳经脉，郁于肌肤、经络；或因外感毒邪，内生湿热，郁蒸肌肤从而红肿发疱。本病辨证可分为肝经郁热证、脾虚湿蕴证、气滞血瘀证。肝经郁热证皮损鲜红，灼热刺痛，口苦咽干，烦躁易怒，舌质红、苔黄，脉弦、滑或数。脾虚湿蕴证皮损颜色淡红，疼痛或轻或重，渴不欲饮，食少腹胀，舌质淡胖，苔白，脉沉或滑。气滞血瘀证皮疹消退后局部仍疼痛不已，难以忍受，并可放射至附近部位，胸胁脘腹胀闷，舌质淡或紫暗，或舌有瘀斑，苔白或黄，脉弦细。

临床案例

阮某，女，44 岁。2023 年 6 月 4 日初诊。

主诉： 左侧胁肋部起水疱并剧烈疼痛 1 周。

现病史： 患者 1 周前感冒后，左侧胁肋部开始疼痛，而后相继起红斑及水疱，水疱成簇出现，从前胸蔓延到后背，剧烈疼痛影响睡眠，口干思冷饮，大便秘结，三日未解，尿黄而少。服用芬必得及阿昔洛韦治疗，效果不明显，为求进一步治疗来诊。现症见：左侧胁肋部灼热刺痛，牵连至后背，皮肤表面见成簇分布水疱，皮损鲜红，口苦，咽干。

查体： 血压 125/70mmHg，心率 72 次 / 分。舌质红，苔黄，脉弦滑。左侧腰部、胁肋部皮肤散在密集成簇、大小不等的水疱，基底为紫红斑，充血，疱色鲜红，疱壁紧张，周围轻度红色浸润。

西医诊断： 带状疱疹。

中医诊断： 蛇串疮。肝经郁热证。

治疗原则： 清肝泻火，凉血解毒。

选方： 龙胆泻肝汤加减。

龙胆草 9g，黄芩 9g，车前子 9g，柴胡 9g，通草 6g，生地黄 9g，当归 9g，栀子 9g，板蓝根 9g，牡丹皮 9g，赤芍 9g，紫草 6g，金银花 12g，连翘 12g。

7 剂，水煎服，每日 1 剂，早晚分服。

方解： 方中龙胆草苦寒，泻肝胆实火，除下焦湿热，为主药；配伍栀子、黄芩，上行而利湿，协助龙胆草清肝胆实火；木通、泽泻、车前子淡渗之味，通利小便而清湿热，意为"在下者引而竭"之。方中兼用生地黄、当归，一则防火邪热盛伤阴，二则养血以柔肝，于泻肝之中，辅以滋补肝血之品；甘草则能缓中解毒，协调诸药，不使肠胃受损；柴胡既可泻少阳之热，而条达肝气之郁，又可引药入肝；火毒较重，故加金银花、连翘增强清热解毒之力。诸药合用，共奏清肝泻火、凉血解毒之功。

治疗经过：患者服药1周后，疼痛减轻，口干好转，大便通畅。原方去金银花、连翘，继服2周后，患处疼痛减轻，皮损淡红，留有轻微疼痛，继予除湿胃苓汤健脾化湿，2周后痊愈。

按语：《医宗金鉴·外科心法要诀》记载："此证俗名蛇串疮，有干湿不同，红黄之异，皆如累累珠形。干者色红赤，形如云片，上起风粟，作痒发热，此属肝心二经风火，治宜龙胆泻肝汤；湿者色黄白，水疱大小不等，作烂流水，较干者多疼，此属脾肺二经湿热，治宜除湿胃苓汤；若腰肋生之，系肝火妄动，宜用柴胡清肝汤治之。其间小疮，用针线穿破，外用柏叶散敷之。"指出了本病的分型及治疗方药。后世医家多以此为治疗依据，在继承其治法的基础上对本病的中医内治法和外治法又有所发挥，同时配合针灸、穴位注射、刺络拔罐等中医特色疗法，收效显著。

本病可按病程施治。在前驱期和病程初期1～3天，临床表现以簇集成群的粟粒状红色丘疹为主，无水疱或有少量水疱，以局部红肿、灼热疼痛，同时伴有发热或恶寒、咽痛、口干等外感症状为主，可予普济消毒饮、银翘解毒汤解毒散邪。于病程 3～5 天，症见皮损鲜红，疱疹如栗，密集成片，疱壁紧张，灼热刺痛甚，一般不易糜烂，可伴发热、口苦、口干、便秘、小便黄，舌红苔黄或黄腻，脉弦滑，治疗予龙胆泻肝汤、丹栀逍遥散等清肝泻火。于病程 5～14 天，症见簇集性丘疱疹，疱疹为水疱甚至脓疱、大疱，或黄或白，基底绕以炎性红晕，陆续增多，可融合、破溃结痂，疼痛较重，伴见纳差、腹胀、乏力，舌淡红，苔白腻或黄腻，脉濡或滑细，治疗予除湿胃苓汤、三仁汤清脾除湿。

四十一、湿疹

湿疹是一种慢性、复发性、瘙痒性皮肤病，临床表现复杂多样。急性期可见红斑、丘疹、水疱，常伴有糜烂、渗液、结痂及明显瘙痒；后期则以皮肤肥厚、苔藓样变为主要特征。根据皮疹形态和病程进展，湿疹常分三期：急性期、亚急性期和慢性期。各期之间可相互转化，大多数患者在某一阶段主要表现为某一类皮损。本病病程缠绵，病情时轻时重，常迁延数月甚至数年而不愈。

中医对湿疹的命名，急性期一般归为"疮"的范畴，慢性期则多视作"癣"。同时，根据发病部位的不同，又有不同的具体命名，如发于耳郭者称为"旋耳疮"，发于小腿者称为"湿臁疮"，发于脸部的脂溢性湿疹称为"面游风"等。

中医学认为湿疹乃因禀赋不耐，风湿热邪客于肌肤而成；或因脾失健运，水湿内生，又兼外邪入侵，湿热稽留；或因营血不足，血虚生风，风燥与湿热相互郁结，致使肌肤失养。《素问·至真要大论》中就有"诸痛痒疮，皆属于心""诸湿肿满，皆属于脾"的记载，认识到脏腑病变与皮肤损害之间存在紧密联系。湿疹急性发作多责之于心，亚急性、慢性期多责之于脾、肝。在本病的发展进程中，不同阶段症状各异。发病初期，多为风湿热邪客于肌肤；病情进展，湿热蕴结于内，熏蒸于外，或血分蕴热，此时与心、肝两脏关系密切；病期迁延，湿热留恋，湿邪阻滞气血运行，和血热搏结成瘀，呈现风湿热瘀并重之势；到了疾病后期，风热伤阴化燥，瘀阻经络，可出现血不营肤，或气阴两虚，或血虚风燥之证。

临床案例

徐某，男，53 岁。2023 年 8 月 12 日初诊。

主诉：全身多处皮肤水疱、瘙痒 10 余年。

现病史：患者 10 余年来全身反复出现水疱，瘙痒明显，搔抓后有渗液现象，先发于双肘、耳后、后颈部及手背部皮肤，冬轻夏重，以酮康唑乳膏外涂可稍有缓解。患者平素情绪急躁，自觉手足心热，易汗出，头重如裹，晨起呕恶，食后困倦。现症见：皮肤水疱色暗淡不红，面色萎黄，大便溏薄。

查体：血压130/80mmHg，心率83次/分。舌淡，苔白腻，脉缓。双肘内侧、胸前、耳后见暗淡水疱疹，不高出皮面。

西医诊断：亚急性湿疹。

中医诊断：湿癣。脾湿证。

治疗原则：健脾除湿。

选方：除湿胃苓汤加减。

苍术 9g，陈皮 9g，川厚朴 9g，猪苓 9g，茯苓 9g，泽泻 9g，六一散 9g，白鲜皮 9g，地肤子 9g，藿香 9g，佩兰 9g，栀子 9g，防风 12g，丹参 9g，皂角刺 9g，炙甘草 9g。

7 剂，水煎服，每日 1 剂，早晚分服。

方解：方中厚朴、苍术、白术健脾和中，为君药；辅以泽泻、猪苓、茯苓、滑石清热利水，令湿邪自小便而出；佐以栀子清泄三焦之湿热，陈皮理气健脾，防风祛风胜湿；甘草和中，调和诸药，为使。诸药合用，共奏健脾除湿之功。

治疗经过：二诊患者服药 7 剂后，耳后皮疹变平，后颈部、肘部皮疹仍瘙痒，晨起呕恶好转，舌苔正常，脉沉滑。上方加白茅根 30g，徐长卿 30g，7 剂，水煎服。三诊患者后颈部皮疹未平，偶有瘙痒、丘疹，晨起口微苦、口干、手足心热、便稍干，脉沉滑。前方加玄参 15g，麦冬 15g，牡丹皮 15g，7 剂，水煎服。四诊患者皮疹基本变平，前方加当归 12g，丹参 9g，续服 14 剂巩固疗效。

按语：《医宗金鉴·外科心法要诀》中记载："此证初生如疥，瘙痒无时，蔓延不止，抓津黄水，浸淫成片，由心火、脾湿受风而成。"初诊时，患者湿重，热象轻微，故以健脾利湿为主，用苍术、川厚朴、陈皮、茯苓、泽泻以益脾胃之运化。因其病程长，病邪久稽而成瘀，故加丹参、皂角刺养血活血，其中皂角刺性锐力利，善攻走血脉。二诊症减，但瘙痒依旧，故加徐长卿，祛湿通络、止痒。三诊见利湿太过而耗伤阴液，并稍有热象，故加麦冬、玄参养阴清热，加牡丹皮凉血并活血化瘀。四诊时症状基本好转，在大剂清热利湿的基础上加生地黄、丹参，以防苦寒化燥伤阴。纵观全方，既祛湿又养阴，既柔肝又实脾，刚柔并济，实为治湿的良方。